Sivan Karnieli

Mut und Hoffnung für jeden Tag

Sivan Karnieli

Mut und Hoffnung für jeden Tag

Eurythmische Übungen gegen Angst

Ein Krönungsprojekt

FUTURUM

Der Futurum Verlag wird vom Bundesamt für Kultur
für die Jahre 2021–2024 unterstützt

1. Auflage 2021

Abbildungsnachweis
Zeichnungen von Sivan Karnieli

Satz: Klementz Publishing Services, Freiburg
Umschlagabbildung: rené muller, unsplash
Einbandgestaltung: Finken & Bumiller, Stuttgart
Druck und Bindung: Florjančič tisk, Maribor

ISBN 978-3-85636-268-3
www.futurumverlag.com

Inhalt

Vorwort

Als ich im Sommer 2020 mit diesem kleinen Projekt angefangen habe, nannte ich es ein Corona- bzw. ein Krönungsprojekt, da ich dies als die spirituelle Korrespondenz erlebe, um die es mir in der Welt momentan zu gehen scheint. Dass Menschen zu ihrer Krone, zu ihrer eigentlichen Krönung finden, die mit innerer Freiheit und Menschenwürde zusammenhängt, dass Menschen sich aufrichten – oft auch gegen die Angst. Und vielleicht gerade durch die Angst zu ihrer Aufrichte und zu dem Freiheitsraum in sich kommen.

Auch ich musste immer wieder meine Aufrichtekraft und mein Licht finden. Und ich werde es vielleicht auch in Zukunft immer wieder tun müssen. Dabei half mir die Eurythmie in ihrer Substanz und ihrem Licht. Eurythmie entsteht da, wo ich selbst anwesend bin. Denn anders als die Angst sind die Lichtkräfte mit innerer Aktivität verbunden. Sie sind da, wenn wir als Menschen da sind. Angst ist immer auch ein Zustand von Abwesenheit der göttlichen Präsenz unseres Wesens und der liebenden Präsenz der Engelwelt in unserem Bewusstsein. Die Eurythmie wie auch das Denken haben mit der Logoskraft zu tun und bilden eine Brücke, einen Dia-Logos, zwischen der irdischen und der übersinnlichen Welt. (Hier konzentriere ich mich auf die Eurythmie.) Die Logoskräfte der Eurythmie und des Denkens helfen, die Lichtkräfte in uns zu manifestieren, sodass wir uns auf-richten. In dieser Aufrichte beginnt der Umkreis zu leuchten – es entsteht eine Corona im Sinne des Strahlenkranzes der Sonne (siehe Übung 32), die neues Vertrauen, eine neue Brücke zur Welt schafft.

Das Büchlein ist so aufgebaut, dass zunächst Übungen beschrieben sind, die dir die Möglichkeit geben, dich von innen in deinem Leib zu spüren, dich gut mit dir selbst zu verbinden. Das nimmt die Angst, die da entstanden ist, wo wir uns dissoziiert haben, also eine Trennung stattgefunden hat zwischen dem Körper und der Seele. Diese Angst wird oft durch Erinnerungen an traumatische Situationen oder durch Zukunftsängste hervorgerufen, gespeist aus Erinnerungen oder Vorstellungen. Sie fühlt sich so an, dass einem «eng ums Herz» wird, dass man den Mut verliert, dass sich die Seele verdunkelt.

Dann geht es auch darum, hier und in der Gegenwart zu sein, bzw. in die Gegenwart zu kommen. Dies kann über Bewegung geschehen, insbesondere über eurythmische Bewegung. Eine solche ist nicht nur eine körperliche Betätigung, sondern immer gleichzeitig auch eine Bewegung der Herzkräfte und des Geistes. Sie verbindet die drei Welten, in denen wir leben – die physisch-lebendige, die seelische und die geistige. Körper, Seele und Geist kommen in Harmonie, was dazu führt, dass du auch in einem höheren Sinne zu dir selbst kommst.

Die darauf aufbauenden Übungen sind Atemübungen, die den Rhythmus stärken und den Atem vertiefen, sind seelische Übungen, die Innenraum schaffen und hoffnungsvolle Gefühle wecken, sind Vokal-Übungen, um die heilende Sprache des Herzens zu lernen, wie auch «Zukunfts-Licht-Übungen» und Übungen, mit welchen du dich an eine überpersönliche Sphäre anschließen kannst. Man kann sie auch die Lichtsphäre der Freiheit nennen.

Viele dieser Übungen stärken auch das Immunsystem. Wenn du dich gesund und lebendig fühlst, ist das in allen Lebenslagen eine gute Voraussetzung für Zuversicht und Hoffnung.

Ich wünsche dir viel Mut, Freude und Aufrichtekraft! Letztere ist eine der stärksten Kräfte auf dieser Welt. Das Licht in dir und das Licht, das durch dich leuchtet, ist verbunden mit dem Raum der Zukunft, mit dem, was werden will, mit dem, was die Erde ist und was sie durch uns werden kann. Erinnere dich immer wieder daran!

Und: Alles wird gut, wenn wir uns mit Liebe bewegen!

Übung 1

Übung zur Stärkung des Ätherischen
Liebe-E: Er-fülle dich mit dem Liebe-Äther der Welt!

Ich kenne keine bessere Übung gegen Angst als Liebe-E. Sie stärkt das Ätherische und «füllt» den Leib sozusagen mit Äther, sodass das Ich sich mit dem Leib verbindet.

Um diese Übung zu machen, stelle dich so hin, dass du dich zwar zunächst mit geschlossenen Beinen gut in deinem Eigensein und in der aufgerichteten Wirbelsäule erlebst, dann

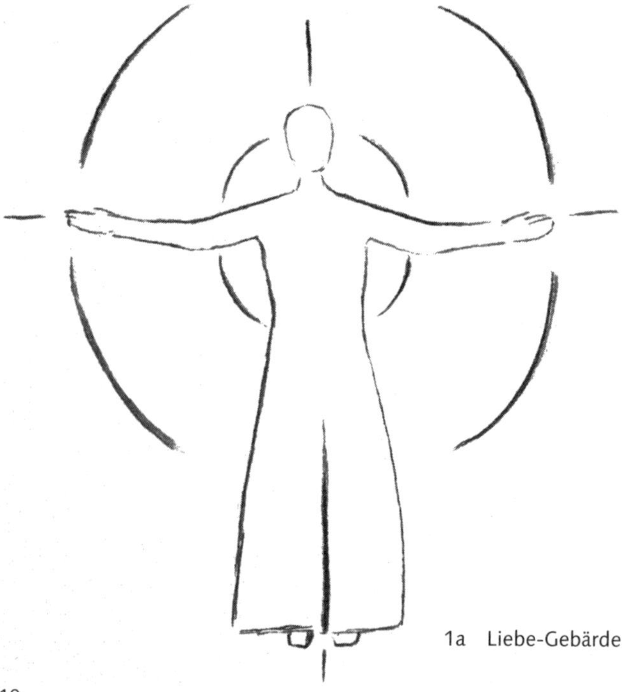

1a Liebe-Gebärde

aber das Gewicht minimal nach vorne verlagerst, sodass du eine gefühlte Verbindung zwischen dem Stirnpunkt und den Ballen der Füße herstellen kannst. In dieser Säule richte dich dann sozusagen durch das Herz auf. Diese Aufrichte ist mit der Kraft des Lautes I verbunden. Doch statt dass du dann in die Gebärde des I gehst, lässt du den Strom, der durch deine Mitte fließt, in eine große O-Gebärde hineinströmen, die du seitlich mit den Händen ansetzt und die (weit) offen bleibt nach vorne. Es ist wesentlich, dass du die runde Form des O in der Bewegung erlebst, wodurch deine Gestalt gleichsam wie nach vorne gezogen wird. Diesem Zug gebe jedoch nicht nach, sondern fühle immer das I wie eine Lichtsäule, die auch in die Beine strömt! Die Präsenz deines Wesens wird sozusagen in deine Gestalt eingeschrieben.

Befestige diese Kraft nun mit einem E. Hierfür verlagere das Gewicht ganz leicht wieder zurück und kreuze deine Arme vor deiner Mitte, sodass die Unterarme sich physisch berühren. Erlebe diese Berührung. Das heißt: Geh ganz hinein mit deiner Empfindung an diesen Ort des Berührens.

Dann löse die Arme, bevor du erneut in eine Liebegebärde gehst (wie die erste Gebärde heißt). Du kannst das mehrere Male hintereinander machen. Fülle dich mit dem Liebe-Äther der Welt!

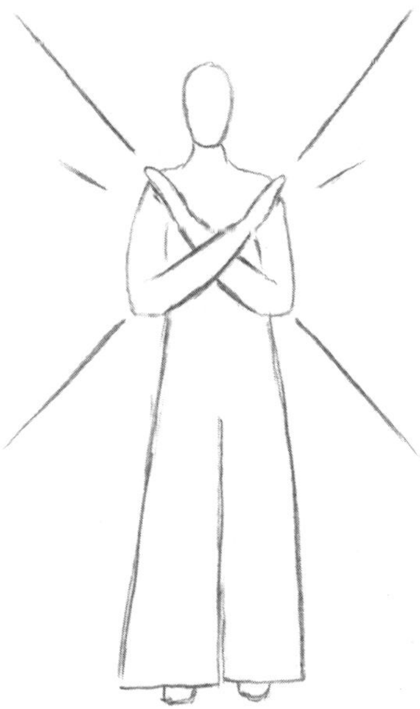

1b E-Gebärde

Übung 2

Fuß-Übung Ja-Nein: Selbstermächtigung

Dies ist eine Übung, die das Immunsystem stärkt und den Atem vertieft, weil sie uns in den Leib hineinzieht. Aber zugleich schenkt sie ein unglaubliches Gefühl von Freiheit. Vielleicht gehören die beiden Dinge ja zusammen!

Eurythmisch wird Ja und Nein mit den Beinen bzw. Füßen gesprochen, denn Ja und Nein zu sagen ist eine Tat. Ausgangsposition ist das Stehen mit geschlossenen Füßen.

- Beschreibe im Ja mit dem linken Bein, seitlich ansetzend, einen Halbbogen *nach vorne*, sodass du das Gewicht am Ende zur Hälfte auch auf diesen Fuß verlagerst – das heißt, dass du kurz im Gleichgewicht auf beiden Füßen stehst, um dann sogleich den Fuß auf direktem (geradem) Weg in die Ausgangsstellung zurückzuziehen.
- Im Nein beschreibst du mit dem rechten Fuß einen Halbbogen *nach hinten*, am Ende des Bogens wiederum das Gewicht kurz auf beide Füße verlagernd. Dann wird auch dieser Fuß auf direktem Weg in die Ausgangsposition zurückgezogen.
- Mache beide Bewegungen immer abwechselnd, wobei du langsam beginnen kannst, dann aber das Tempo steigerst. Dabei ist darauf zu achten, dass die Fußbewegung den Boden entlangführt (ohne ihn

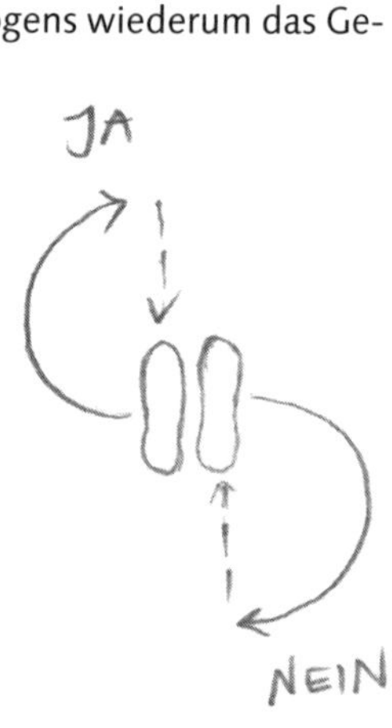

2 Fußbewegung Ja-Nein

direkt zu berühren), dass der Oberkörper möglichst ruhig bleibt, sodass ein Gefühl entsteht, man würde auf der Bewegung der Beine reiten. Der Blick ist geradeaus gerichtet und frei! Und schließlich ist es gut, dabei ganz locker zu bleiben – es ist ein wenig so, wie wenn man in Wärme, in Wasser, in Wille «Ja» und «Nein» mit Freude hineinplastiziert, selbst wenn die Bewegung schneller wird.

– Ende mit Ja.

Übung 3

Bein-Übung: U-Schritt-U

Um dich innerlich zu festigen, stehe auf beiden Beinen, die Füße berühren sich, die Beine auch, du kannst sie sogar leicht zusammendrücken. Man nennt dies das Bein-U. Dann habe das Gefühl, du wächst aus der Erde heraus, weil deine Wurzeln in die Erde hineinwachsen – und indem da ein Strom in die Erde geht, hebst du dich auf die Zehen, die Gestalt bleibt fest und gleichzeitig lichtvoll. Du fühlst nach unten – ein leichtes Stemmen ist dabei, aber nicht aus der physischen Kraft – und gleichzeitig wächst du nach oben. Fühle den Strom, fühle dich in der Zeit ... Aber dann, wenn du in diese Säule, in die Festigkeit dieser Säule hineingewachsen bist, verankere dich kurz darin und löse dann wieder. Mache einen Schritt, locker und kurz loslassend, um wieder in einem neuen U zu stehen.

Dies kannst du mehrere Male hintereinander machen.

Übung 4

Bein-Übung: E-Schritt-E

Um dich innerlich zu sammeln und zu konzentrieren, auch wenn du beispielsweise nervös oder aufgeregt bist, kreuze deine Beine, sodass sich die eine Wade und das andere Schienbein berühren; du kannst sie sogar leicht zusammendrücken, sodass du die Berührung gut erlebst. Dies ist ein Bein-E. Dann hebe zunächst ganz leicht die Fersen vom Boden. Jetzt habe das Gefühl, du wächst in die Erde hinein – von deiner Mitte geht ein Strom hinunter durch die Beine in die Erde ... Und indem der Strom da mit Wärme hingeht, stemmst du dich gleichzeitig hoch auf die Zehen; die Gestalt bleibt fest und gleichzeitig lichtvoll. Du wächst nach oben, weil du dich nach unten gründest. Es braucht ein wenig Zeit, gehe also nicht zu schnell vor! Wenn du in diese Kraft, in dich hineingewachsen bist, löse wieder, mache einen Schritt, locker und kurz loslassend, um in ein neues E zu stehen, nun das andere Bein vorne. Dies kannst du mehrere Male hintereinander machen.

Übung 5

Schritt-Bewegungs-Übung M: Zu sich kommen

Diese Übung hilft, sich zu harmonisieren, sich liebevoll mit sich zu verbinden. Sie schafft Innenraum und gleichzeitig Wärme. Schon das Aussprechen von M tut gut. Hineingehen in dieses leichte Vibrieren zwischen den Lippen, dieses leichte Drücken, dieses «Schmecken» und Abtasten in der Empfindung …

In der Bewegung kann man das verstärken.

Das M in der Gebärde tastet auch, und zwar so, dass die Hände einander entgegenkommen – die Handflächen schauen sich an, aber die Finger tasten voraus. Bilde also einen Raum zwischen deinen Händen und durchtaste, durchwärme diesen. Die Arme folgen der Bewegung, jeder Arm bleibt aber auf seiner Seite, es kommt zu keiner physischen Berührung, nur das Ätherische verdichtet sich. Ob du das zwischen vorne und hinten oder zwischen oben und unten machst, spielt eigentlich keine Rolle, wenn auch die Qualität unterschiedlich ist. Hier eignet sich das M zwischen vorne und hinten jedoch besser.

Der Strom der Bewegung ist nicht leicht und mühelos, sondern wie gegen leichten Widerstand – was sich in der Gebärde als Richtung und Gegenrichtung ausdrückt. Bist du hineingedrungen, hast du die *M*itte, das *M*aß gefunden, kommt die Bewegung zur Ruhe und hält sich einen Moment in der Form, die nun gleichsam einen Raum gebildet hat. Der Oberkörper bewegt sich auf natürliche Weise mit, ganz zart und leise und vielleicht kaum sichtbar, doch die Empfindung führt ihn hinein in den Strom des M. Es ist im Ankommen der Bewegung wie ein Hineinlauschen, ein tiefes Wahrnehmen des entstandenen Raumes.

Nun kommt Beinbewegung hinzu, wie natürlich aus diesem Hineingehen: Wenn du mit den Füßen hintereinander stehst, sogar leicht gekreuzt, sodass, wenn du in die Knie gehst, das hintere Knie sich in die Kehle des vorderen hineinlegen kann, kannst du mit einer M-Gebärde (oben) tatsächlich auch nach unten in die Knie hinein «gleiten», hinein drücken oder sie eben zusammenschieben. Hier kommt es nun zu der physischen Berührung. Wenn du nicht mehr weiterkannst, halte oben die Gebärde, spüre einen Moment den Druck, die Muskelspannung und die Beugung. Dann lasse alles (sachte) los, richte dich auf und gehe in einen neuen offenen Schritt für ein neues M.

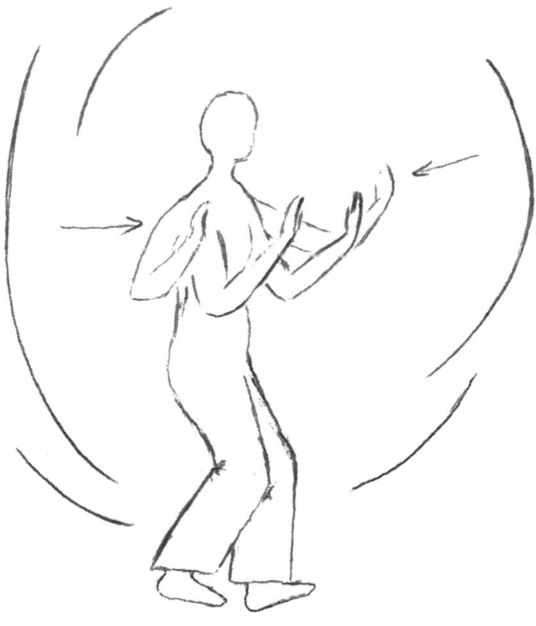

3 M mit dem ganzen Körper

Übung 6

Schutzengel-Übung I

Wenn du Hülle brauchst, wenn alles zu viel wird und du deine Grenzen nicht mehr gut spürst, kannst du mit dieser Übung einen ätherischen Mantel bilden. Sie kann aber auch helfen, alles in dir zu umarmen: das hilflose Kind, Ängste, Einsamkeit oder Wut.

Stehe frei, entspannt im Raum. Spüre zunächst in deinen Hinterraum. Greife mit deinen Händen dann weit in diesen

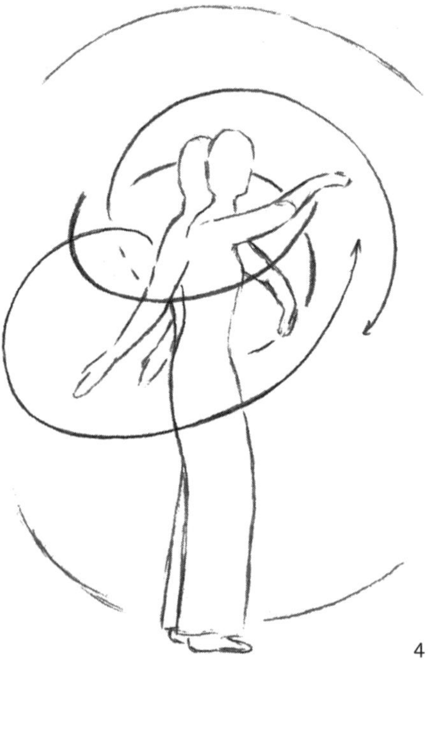

4 Engel-B

hinein, eventuell auch über unten hinten – so wie du besser in die Wahrnehmung des Lichtraumes hinter dir kommen kannst – und bilde über deine weit ausgebreiteten Arme nach vorne kommend und in diesem Strom einen Schritt mitbewegend eine Hülle, ein B. Umarme gleichsam dich selbst in dieser Gebärde, spüre die weiten Flügel, die dir Schutz geben und in denen du geborgen bist. Die Gebärde braucht nicht so eng zu sein, bis du dich physisch berührst, sondern kann so weit bleiben, wie du spürst: Das ist meine Hülle, das ist mein Eigenraum. Die Form der B-Gebärde lässt vorne innen Raum und erzeugt, wenn die Hülle gebildet ist, eine leichte Muskelspannung in den Armen. Bei dieser B-Übung kannst du dich einerseits auf diese Muskelspannung konzentrieren, um eine stärkere Grenze zu bilden. Wenn du jedoch den Aspekt der Hülle mehr betonen möchtest, konzentriere dich stärker auf das Gefühl der Außenseite der Arme und des Rückens, bzw. auf den Außen- und Hinterraum, wie wenn du selbst der- oder diejenige bist, der umarmt wird, und gleichzeitig der- oder diejenige, die dich umarmt. Dies ist dein Engel-B. Wenn du das gut spürst, lass es einen Moment geschehen, bevor du die Gebärde sachte löst, ohne die Präsenz der Engelkraft zu verlieren.

Die Gebärde und den Schritt darin kannst du einige Male wiederholen.

Übung 7

Schutzengel-Übung II

Diese zweite «Schutzengel-Übung» richtet den Fokus mehr auf die Lichtstruktur und auf Klarheit. Stehe auch in dieser Übung frei und entspannt im Raum. Spüre auch hier zunächst in deinen Hinterraum. Greife mit deinen Händen dann weit

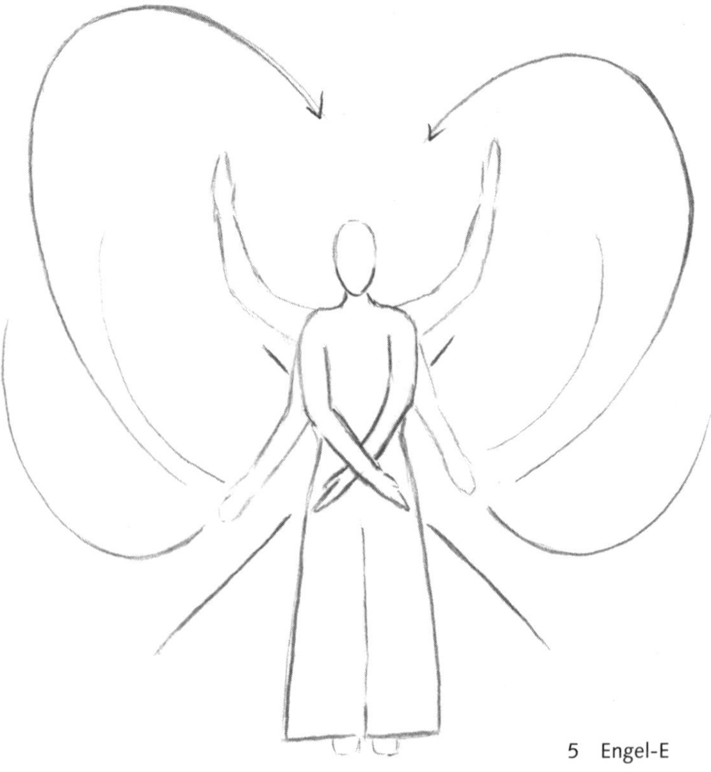

5 Engel-E

seitlich nach unten hinten und strecke die Arme und deinen Rücken dabei, sodass du spüren kannst, wie sich deine Flügel bis zum Schulterblatt öffnen. Die Bewegung, die damit beginnt, dass nämlich die Arme sich heben – die ergreife dann von innen und führe sie – immer mit dem Gefühl der Flügel – weiter hinauf über deinen Kopf, wie wenn du da in eine Kreuzung (ein E) kommen möchtest. Halte aber die endgültige Kreuzung (Berührung) noch zurück und führe dann deine Flügel-Arme vor deiner Gestalt herunter und da dann tatsächlich in die Berührung (ca. auf Höhe der Ellbogen und ungefähr vor deinem Solarplexus), sodass du etwas wie ein Lichtschild oder Lichtschwert vor dir geschaffen hast. Aber in diesem Lichtschild lebt noch immer die Kraft der Engelsflügel; erlebe sie – gleichzeitig wie vorne die Kraft in den Armen – lichtvoll nach hinten von deinen Schulterblättern ausgehend.

Dann löse die Arme und die Licht-Spannung in deiner Gestalt. Du kannst mehrere Male und immer wieder neu in diese Bewegung hineingehen.

Übung 8

Atemübung: Wellenbaden

«Wellenbaden» ist eine kleine Übung zum Entspannen, wenn du nicht ans Meer fahren kannst, aber dennoch Wellen-Sehnsucht hast, dennoch diesen wunderschönen rauschenden Rhythmus vermisst, dieses Gefühl von Zeit und Ewigkeit:

Die Bewegung strömt mit dem Laut W, der tatsächlich wie eine Welle sein kann, hin ... und zurück ... und wieder hin ... und wieder zurück ... und wenn sie vorwärts strömt, dann ein wenig weiter vor, als wenn sie wieder zurück strömt ... Es ist wie am Meer: Die Welle kommt mit dem Wind an den

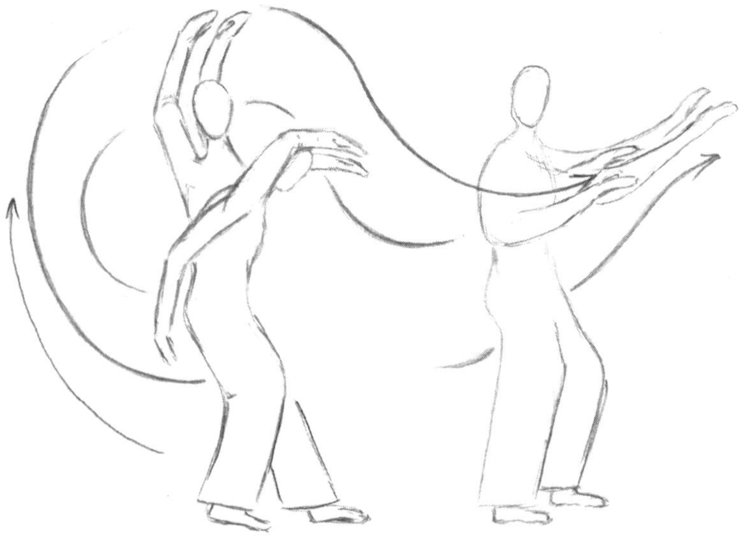

6 Wellen-W-Bewegung

Strand gerollt und fließt, ohne Impuls, ganz hingegeben an das Ganze, wieder zurück.

Für die W-Gebärde geh bei dem Zurückströmen mit deinen Armen (die Hände schauen nach vorne!) von vorne nach unten hinten und gleichzeitig locker in die Knie; hebe dann im Wechseln der Richtung von hinten nach vorne die Arme über hinten hoch (lass dabei die Arme und die Hände ganz locker!) und hebe bzw. strecke auch dich selbst in der Gestalt. Dies ist ein wenig wie ein Nullpunkt in der *Raum*bewegung, aber es ist die größte Bewegung durch deine Gestalt hindurch! Es ist, wie wenn die Welle nun heranbrandet und sich aufbäumt. – Und dann schwappt sie über dich! – lass los und tauche ein und ströme mit (nun wieder vorwärts)! Die Arme und Hände können in einer Wellenbewegung von oben nach vorne herunter und wieder hinauf «wellen», die Gestalt und der Kopf schmiegen sich in die Bewegung hinein und lassen sich mittragen.

Die Art der Bewegung zwischen vorne und hinten ist tatsächlich wie getragen und wie mitgenommen von dem Wellenstrom. Man will nichts, man ist hingegeben an das Ganze und schwimmt auf oder in den Wellen ... ein paar Schritte vor, dann wieder ein paar Schritte zurück ... neue Welle ... ein paar Schritte vor, ein paar Schritte zurück ... sodass ein Rhythmus, ein kosmischer Atem darin entsteht.

Dies ist eine Übung, die man auch wunderbar zu zweit oder zu mehreren machen kann. Dabei geht man entweder mit jeder neuen Welle aufeinander zu – und wenn sie abebbt, wieder auseinander – oder man macht sie nebeneinander, sich gemeinsam in einen Strom, in einen Atem einpendelnd ...

Übung 9

Atmen in Bewegung: Rhythmisches R

Das R ist der Beweger-Laut, der Luft-Laut. Er gibt dem Menschen Luft zum Atmen, Freiheitsluft, er verbindet die innere und die äußere Welt, er belebt, bewegt und erfrischt. In dieser spezifischen R-Übung wird das Zwerchfell gelockert und die Atmung kann sich vertiefen.

Beginne aufrecht stehend, die Beine in einem Spiel zwischen vorne und hinten, die Knie locker; ziehe die Unterarme so an, dass die Handflächen neben deinen Schultern,

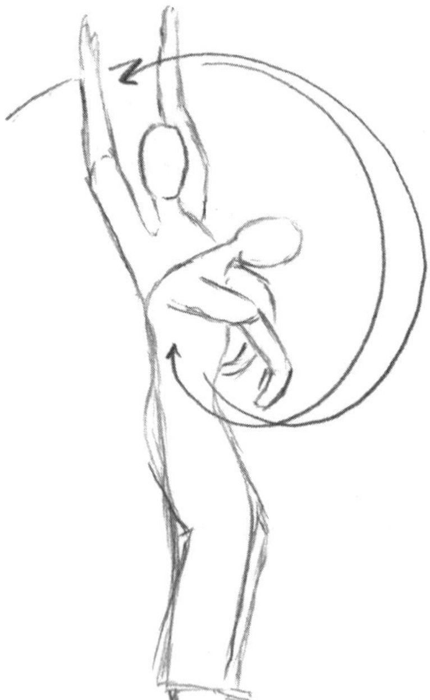

7 Rhythmisches R in Bewegung

aber etwa auf Höhe des Kinnes, nach vorne gerichtet sind. Die Arme sollten sich leicht anfühlen dabei. Dann stelle dir vor, wie wehende Luft von unten nach hinten oben kommt und deine Arme hochzieht, und gleichzeitig beugst du dich, sodass die Arme wie in eine «Einwicklung» kommen. Sie «fliegen» dabei – gewissermaßen «rund» – über (hinten) – oben – nach vorne – nach unten, bis am Ende die Hände im Raum unter dem Oberarm zur Ruhe kommen. Die Knie sind immer noch ganz locker und beugen sich leicht mit, und auch der Kopf geht mit der Bewegung mit und «rollt» sich leicht ein.

Dann schwinge mit dem Oberkörper zurück, lass die Arme wieder hinausfliegen und entlasse mit der Luft dich selbst ein wenig in den Hinterraum, d.h. die Bewegung geht über die Aufrechte hinaus nach hinten und die Arme werden wieder leicht angezogen, die Hände sind jetzt aber über und leicht hinter dem Kopf! Alles ist leicht und luftig. Dann wieder beugen – dann wieder hochschwingen – dann wieder beugen – dann wieder hochschwingen ... Ein atmender Rhythmus entsteht. Bewegung – neuer Impuls – Bewegung – neuer Impuls ...

Übung 10

Atemübung: Rhythmus ist Leben – im Gleichmaß schreiten

Hier geht es nicht um die (angeblich) nächste Corona-Welle, Angst-Welle oder sonstige Welle, die suggeriert, man könne darin untergehen, sondern um das Atmen.

Atmen mit der Natur, sich selber als göttliches Wesen einatmen und ins Gleichgewicht kommen durch das Atmen.

Atmen ist Menschsein, Menschwerden, sich ins Leben bringen und im Loslassen sich hingeben an etwas Größeres.

Der Rhythmus des Hexameters, wie Goethe[1] ihn hier als Grundrhythmus des Wellenbildes gewählt hat, ist selbst eine atmende Welle, die man schreiten kann: Vier gleichmäßige Schritte in der Zeit, der vierte ist in der Pause, und die nächste Welle vier Schritte … Und du gehst hindurch – DU schreitest.

Sei in der Zeit, in deiner Würde.

Du kannst das Gedicht auch gleichzeitig in diesem ein Gleichmaß bildenden Rhythmus sprechen:

Hast du die Welle gesehen, (–) die über das Ufer einher schlug? (–)
– – – (–) / – – – (–)

Siehe die zweite, sie kommt! (–) rollet sich sprühend schon aus! (–)
– – – (–) / – – – (–)

Gleich erhebt sich die dritte! (–) Fürwahr, du wartest vergebens, (–)
– – – (–) / – – – (–)

Dass die letzte sich heut (–) ruhig zu Füßen dir legt. (–)
– – – (–) / – – – (–)

Vier zu eins ist nicht nur der Puls-Atemrhythmus, den wir im Tiefschlaf erreichen und der uns in eine sehr tiefe Entspannung bringt, sondern es wird auch eine Vierheit in eine Einheit eingeschrieben. Eine Vielzahl in einer Einheit zu fassen, schafft auch immer ein Gefühl von Einssein und Ganzheit. Wir sind viele, aber wir sind auch eins.

Übung 11

Eurythmisches Kneipp-Bad: Sympathie – Antipathie

Stehe locker, aufrecht da. Dann gehe, mit einem Strom aus dem Herzen dich hingebend, hinein in das rechte Bein, durch dieses hindurchströmend in den rechten Fuß, den du langsam über den Boden nach vorne «schiebst», bis du bis durch die Zehen hindurch den Herzstrom in die Welt fließend fühlst: Sympathie. Das Gewicht bleibt auf dem linken Bein, der Oberkörper rundet sich ein wenig zur Schale, in den Strom «hineinhörend», den Strom loslassend und in ihn hineintastend. Verweile einen Moment in diesem Wahrnehmen. Dann verlagere das Gewicht auf den rechten Fuß und ziehe das linke Bein an. Wiederhole dies noch zweimal.

Dann Antipathie: Nun schiebe die Zehe des rechten Fußes *nach hinten*. Auch sehr langsam und mit Gefühl. Dabei richtet sich die Gestalt von alleine auf und wird gerade, ähnlich einem «Brett»: Antipathie. Fühle auch das einen Moment. Dann verlagere wiederum das Gewicht vom linken Bein ins rechte und ziehe das linke Bein nach hinten. Auch das wiederhole noch zweimal.

Dann wieder Sympathie und nochmals Antipathie …

Übung 12

Hoffnungs-Übung

Variante I: A – Hoffnung – U

A ist die offenste Gebärde, der offenste Vokal. Richte dich auf (die Beine sind geschlossen parallel) und verlagere das Gewicht der Säule so nach hinten, dass du deine Fersen spürst. Geh dann hinein in die Gebärde, wie wenn du von deiner Mitte in den Winkel nach oben hineingleitest und eine leichte Muskelspannung in diesem Winkel erlebst. Fühle: Ein Weg nach vorne ist weit offen. Fühle es mit dem Herzen. Löse dann

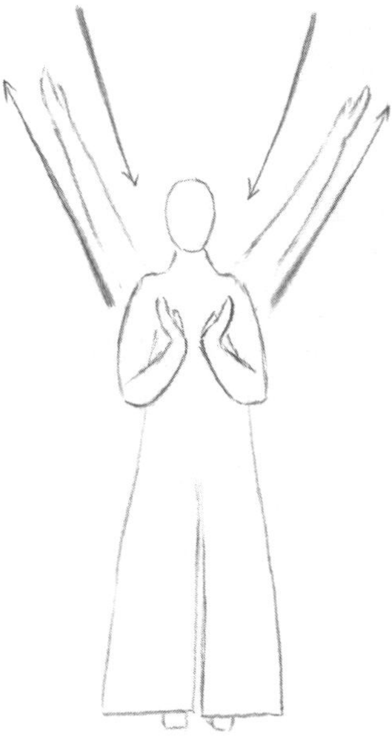

8a Ins A hineinwachsen

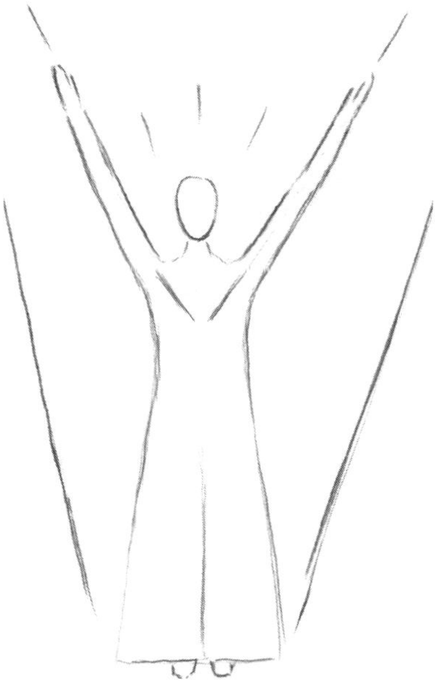

8b A-Gebärde

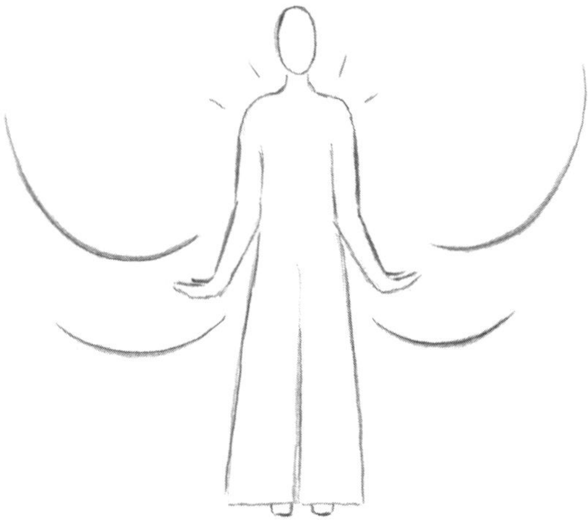

8c Hoffnung

die Arme (das Gewicht in der Gestalt bleibt nach hinten verlagert), wie wenn etwas hineinfällt – Licht, Gnade, Erfüllung. Auf natürliche Art kommen die Arme herunter, bis die Oberarme locker am Körper sind und die Hände und Unterarme seitlich zwei Schalen bilden, auf jeder Seite eine. Bleibe auch in dieser Gebärde einen Moment und erlebe sie: Hoffnung.

Dann verlagere das Gewicht deiner Gestalt zur Mitte, löse die Arme und berühre bzw. drücke mit den Unterarmen und Händen seitlich deine Beine, welche du gleichzeitig leicht aneinanderpresst. Spüre die Parallele und Kraft in deinen Beinen und in deiner Gestalt.

Du kannst die Übung mehrere Male nacheinander machen.

Variante II: Hoffnung-U

Richte dich auf (die Beine sind geschlossen parallel) und verlagere das Gewicht der Säule so nach hinten, dass du deine Fersen spürst. Bilde gleichzeitig seitlich mit deinen Händen und Unterarmen eine Schale (auf jeder Seite eine), wie wenn du sie hebst aus einer Tiefe, die voller Substanz ist. Bleibe einen Moment in dieser Gebärde und erlebe sie: Hoffnung.

Dann – während du das Gewicht deiner Gestalt zur Mitte verlagerst – hebe die Arme seitlich hoch, den ganzen Umraum, den ganzen Himmel aufnehmend, und drücke die Hände oben vor dir aneinander; strecke die Arme aus, sodass auch im Rücken eine starke Haltekraft entsteht; dann führe die Gebärde der aneinandergedrückten Hände (mit durchgestreckten Armen) vor dir herunter. Unten angekommen, halte die Gebärde einen kleinen Augenblick. Dann löse.

Wiederhole die Übung mehrere Male.

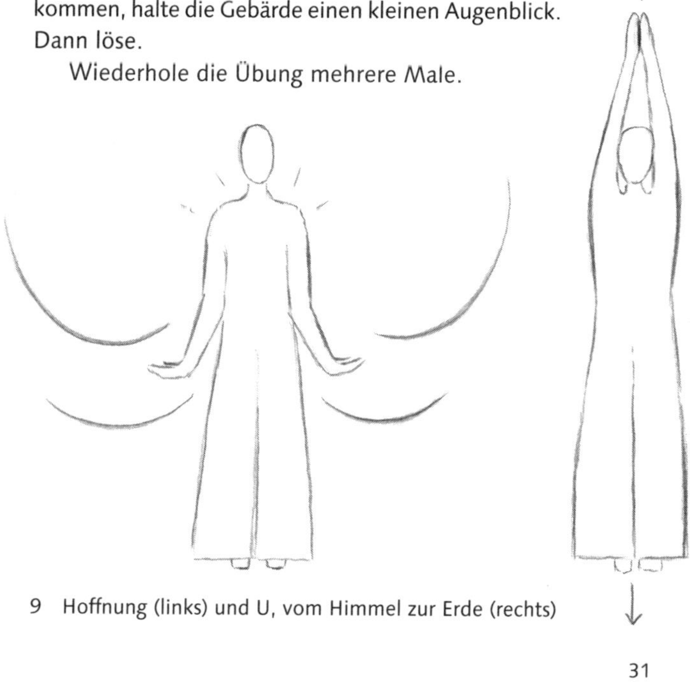

9 Hoffnung (links) und U, vom Himmel zur Erde (rechts)

Übung 13

Übung für eurythmisches Lösen: A-H – Werde gesund!

Auch diese Übung beginnt mit einem A (siehe Übung 12). Richte dich auf (die Beine sind geschlossen parallel) und verlagere das Gewicht der Säule so nach hinten, dass du deine Fersen spürst. Geh dann hinein in die Gebärde, wie wenn du von deiner Mitte in den Winkel nach oben hineingleitest und eine leichte Muskelspannung in diesem Winkel erlebst. Löse

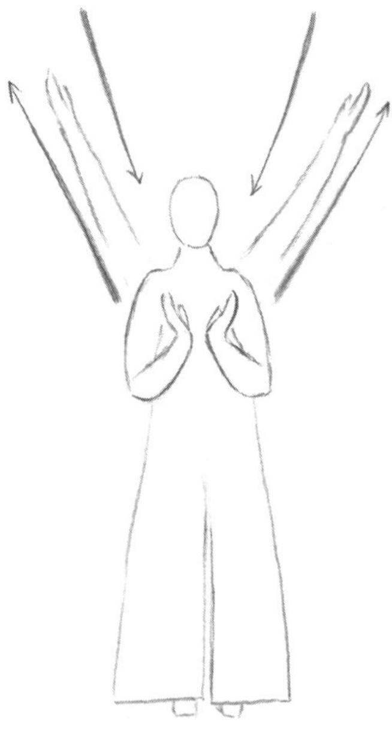

10a Ins A hineinwachsen

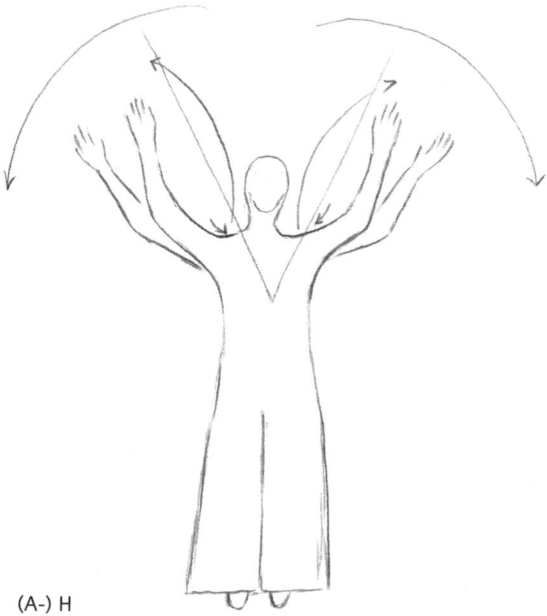

10b (A-) H

dann die Arme mit einem kleinen Impuls in den Oberarmen und den Schulterblättern, während du das Gewicht in der Gestalt in die Mitte zwischen vorne und hinten verlagerst. Lass die Arme wie weiße, flauschige Federn in der Luft herunter «strömen» ... doch greife dann von innen wieder neu: A, diesmal ein wenig weiter unten (nach vorne); dann wieder Impuls, lösen ... wieder A, und wieder ein wenig weiter unten ... Das letzte A ist ganz unten, jedoch immer noch *vor* der Gestalt (nicht seitlich oder nach hinten).

Man nennt diese Übung auch A-Verehrung. Sie befreit die Lebenskräfte so, dass sie gesundend wirkt.

Die Übungen A-H (A-Verehrung), Liebe-E und Hoffnung-U können als seelische «Erkräftiger» für Glaube, Liebe und Hoffnung erlebt werden.

Übung 14

Übung zur Verstärkung und Festigung der eigenen Lichtkraft: Schaffe Raum in dir!

Es gibt diesen wunderbaren Laut G; wenn du ihn aussprichst, kannst du weit hinten in deinem Gaumen empfinden, wie er sozusagen die «Gaumenwände» auseinanderschiebt und dann mit dem «e», das folgt, der Luftstrom hindurchströmt. So kannst du mit der Gebärde des G die Wände der Angst, die Wände dessen, was dich von außen oder innen klein und eng halten möchte, was dich bedrängt oder auch seelisch bedrückt, wegschieben. Aber es ist sozusagen wie gewaltfreier Widerstand! Denn im G wächst die innere Leuchtekraft; diese schiebt die eigenen Grenzen nach außen, sodass der Innenraum weiter wird.

Die Arme und Hände sind nach außen gewendet und vor dem Körper locker zusammengezogen. Gleichzeitig fühle in dein Herz und lasse die Sonne darin leuchten, indem du dich innerlich – und dann auch äußerlich – aufrichtest. Dadurch wird bereits alles weiter: Die Schulterblätter öffnen sich, die Unterarme gehen auseinander, der Brustkorb wird heller ... Dieser Bewegung folge nun auch aktiv, insbesondere in den Oberarmen, wie wenn du dir Raum schaffst in der Welt. Du kannst die Arme asymmetrisch bewegen; einer geht mehr nach unten, einer mehr nach oben – und du stehst in der Mitte; die Hände und Unterarme bleiben nach außen gewandt; die Bewegung endet, wenn du ganz aufgerichtet bist.

Fühle Zeit in dieser Bewegung. Zeit leuchtet! Zeit strömt, Zeit selbst schafft Raum!

Wenn du den Lichtraum geschaffen hast, die «Wände» weggeschoben und dich in diesem Raum als deinem Wesens-

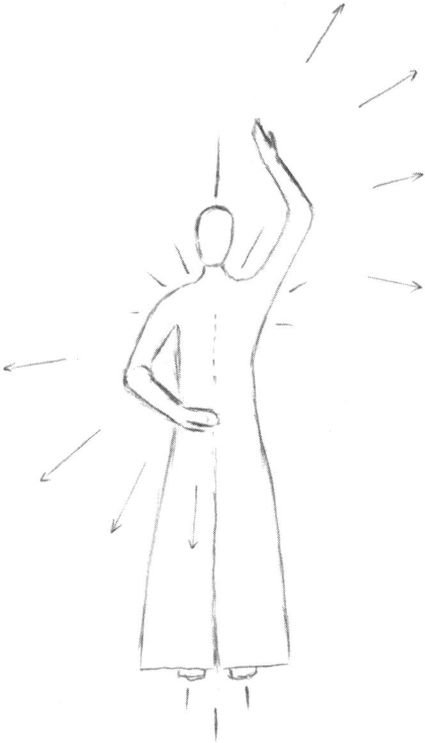

11 G-Gebärde

raum fühlst, löse die Arme, ohne dass es wieder dunkel oder eng wird. Alles, was wir geistig-ätherisch schaffen, bleibt, ebenso wie der Stuhl an dem Platz bleibt, an den ich ihn geschoben habe. Wenn du das Bild, das durch die G-Bewegung entsteht, intensiv imaginierst, fühlst und nachklingen lässt, verstärkt sich die Wirkung.

Du kannst dich mehrere Male hintereinander in den Raum des G hineinstellen.

Übung 15

Schritt-Übung: Der Zukunfts-Raum vor dir ist offen

Stehe in einem leicht offenen Schritt da, das Gewicht frei über beiden Füßen. Richte deinen Blick nach vorne, wie wenn du in die Weite, hin zu einem offenen Horizont schaust. Schaue mit deinem ganzen Wesen, mit deinem Herzen. Vielleicht kannst du erleben, wie da ein Raum ist, in dem du gerade drinnenstehst und der dir zugleich entgegenkommt, der dich freilässt und zugleich eins ist mit dir. Er ist einfach da. Hebe

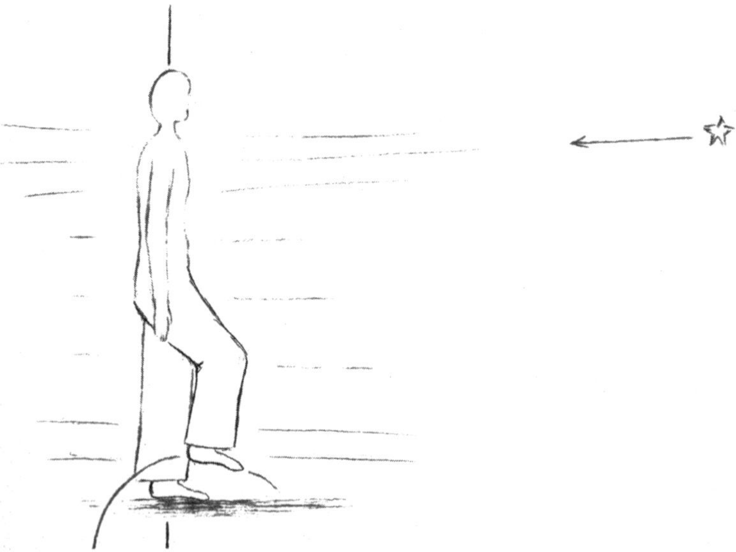

12 Der Zukunft entgegen ...

dann den hinteren Fuß und bewege ihn – Zeit erlebend in deinem Herzen – in diesem Raum und diesem Raum entgegen, und verbinde dich nach diesem Weg in der Zeit wieder mit der Erde, ziehe den hinteren Fuß an, löse den Blick von der Weite und werde «eins» mit dir. Lass die Zukunft in dir Gegenwart sein.

Von Rudolf Steiner gibt es drei «Zukunftssätze» (jeweils von mir ergänzt), die einen solchen Schritt innerlich tragen können. Sie lauten:

> Ich fühle mein Schicksal – mein Schicksal findet mich (ich bin eins mit meinem Schicksal)
> Ich fühle meinen Stern – mein Stern findet mich (ich bin eins mit meinem Stern)
> Ich fühle meine Ziele – meine Ziele finden mich (ich bin eins mit meinen Zielen)[2]

Übung 16

Lemniskaten-Übung: Ich im Gleichgewicht

Eine Lemniskate ist eine bewegte 8-Form. Sie symbolisiert die Unendlichkeit, die vollkommene Harmonie. Diese Form hat eine Mitte, in der sich zwei Ströme kreuzen und die beiden Räume, die durch diese Ströme entstehen, ineinander übergehen. Wenn du diese Form an deiner Gestalt und durch sie erleben möchtest, liegt die Mitte dieser Form immer in deiner eigenen Mitte, deinem Herzraum. Die Lemniskate kann dabei aber ganz verschieden «liegen»: Sie kann rechts und links miteinander ins Gleichgewicht bringen, wie in dieser Übung, sie kann vorne und hinten miteinander verbinden (wie in Übung 17), oder sie kann aufrecht stehen und den Himmelsraum und den Erdenraum durch das Herz zusammenklingen lassen (Übung 18).

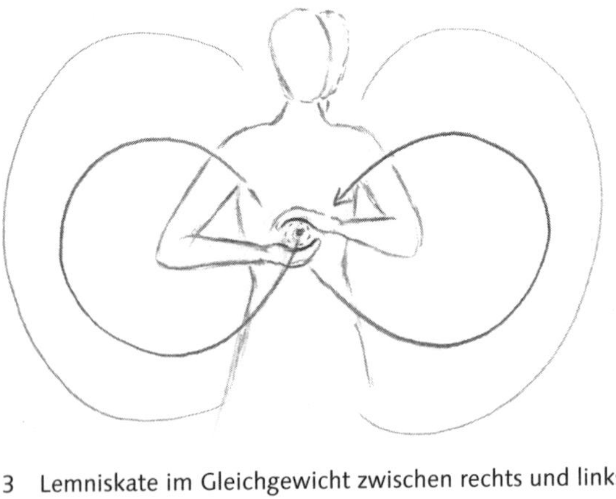

13 Lemniskate im Gleichgewicht zwischen rechts und links

In dieser Übung hier kannst du vor deiner Mitte, dem Raum des Ätherherzens, mit deinen beiden Händen gleichsam eine imaginierte goldene Kugel halten. Die eine Hand hält von unten, die andere von oben. Nun bewege mit der unteren Hand (ich nehme hier die rechte, aber es kann auch die andere sein), in der sozusagen diese «Kugel» liegt, dieselbe nach rechts unten in diese horizontal liegende Lemniskate, deren Größe durch deine Arme bestimmt ist, hinein und komme von oben zur Mitte zurück. Bewege mit Zeit und erlebe die eine Polarität der ganzen Form, indem du dich dieser Seite ein wenig hingibst. In der gleichen Zeit hat sich die linke Hand gewendet und ist vor der Mitte zur Schale geworden, in die du die «Kugel» nun übergeben kannst. Sei achtsam in der Übergabe; es ist ein Geschehen des Innehaltens im Fluss der Lemniskatenbewegung. Dann gehst du nach links in die Lemniskate hinein und kommst wieder zur Mitte zurück, während sich die rechte Hand in dieser Zeit gewendet hat …

In dieser atmenden Pendelbewegung finde dein Gleichgewicht, finde deine Mitte, erlebe die Dreiheit von zwei Polaritäten im Ausgleich. Es gibt keine Mitte, die statisch einfach vorhanden ist – die Mitte wird immer gebildet. Darin lebt dein Ich.

Diese Übung kann auch im Sitzen ausgeführt werden.

Übung 17

Lemniskaten-Übung: Ich im Austausch mit der Welt

Die Lemniskate (siehe Übung 16) kann auch zwischen vorne und hinten liegen; auch hier ist sie horizontal ausgerichtet. Vor dir liegt die begehbare Welt, in die du mit deinem Blick eintreten kannst, hinter dir liegt die unsichtbare Welt, der «Weltinnenraum» (Rilke), in dem die Du-Welt nachklingen kann. (Hier beschreibe ich die Lemniskate «im inneren Gespräch» wie eine stehende Welle; «im äußeren Gespräch» könnte sie zwischen zwei Menschen als schwingende Welle

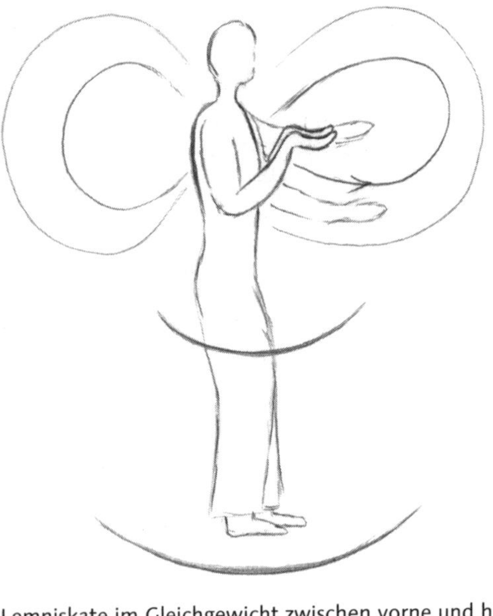

14 Lemniskate im Gleichgewicht zwischen vorne und hinten

auch so liegen, dass die Mitte der 8 zwischen ihnen liegt und beide sich in einem der Kreise erleben. Die beiden Menschen sind dann durch die Einheit der Lemniskate verbunden, haben jedoch beide wie einen Schutzkreis um sich, der die Grenze im besten Sinne wahrt. Wenn man dann auseinandergeht, kann man die Mitte lösen und jeder kann mit seinem Schutzraum in den Alltag zurückfinden.)

Für die Bewegung stehe aufrecht und lege beide Hände locker vor deiner Mitte wie Schalen ineinander. Fühle dein Sein darin (wortwörtlich) auf-gehoben. Geh dann in den vorderen Bogen der Lemniskate nach vorne unten hinaus in die Begegnung und komme voll von Du-Welt zurück zur Mitte. (Die Hände folgen dem Strom, die Schalen lösen sich darin auf.) Dabei wirst du dich aufrichten – denn am Du erwacht das Ich, wie Martin Buber sinngemäß gesagt hat – und wieder Herzraum bilden im Zurückströmen. Und dann kommt der Moment des Durchgangs durch das Herztor! Wenn es offen ist und du dich berühren lässt, wird der Strom zwischen deinen Schulterblättern gleichsam wieder erscheinen. (Das Herz ist auch ein Ort, den man als eine Quelle erfahren kann, wo etwas wie lebendiges Wasser austritt und eben erscheint.) Diesen Strom greife mit den Schulterblättern, dem Brustkorb und deiner Wirbelsäule auf – aber der Strom bewegt deine Gestalt, nicht umgekehrt! Die hintere Hälfte der Lemniskate ist kleiner! Fühle einfach, wie groß sie werden will. Sie ist der Nachklang der vorderen Bewegung. Und wenn sie wieder zum Herzen kommt, öffnet sie das Tor desselben und strömt wieder in die Du-Welt. Die Hände sind während der zweiten Hälfte der Lemniskate (mit ein wenig Raum zum Herzen) vor diesem übereinandergelegt und «lauschen» in den Hinterraum hinein, bis sie wieder Schale werden und den Strom wieder hinaustragen …

In diesem Strom, von dem hier die Rede ist, lebt immer das Ich. Das Ich ist der große Beweger – ja, es ist selbst fortwährende Bewegung und Schöpferkraft.

Übung 18

Lemniskaten-Übung: Ich im Gespräch mit meinem höheren Selbst

Die Lemniskate (siehe Übung 16 und 17) kann auch vertikal durch den Menschen hindurch erlebt werden. Hierfür stelle dir vor, du stehst in der Lemniskate drinnen, der Kreuzungspunkt liegt im Herzraum, die untere Hälfte geht mit Wärme bis unter deine Füße, die obere Hälfte reicht über deinen Kopf hinaus ins Licht und bildet physisch ihren Abschluss durch die ausgestreckten Arme und die Hände, die da weit oben über deinem Kopf übereinanderliegen (Handflächen nach unten). (Ätherisch und geistig ist der Abschluss weiter oben!)

Vorweg: Die Gestalt ist in dieser Bewegung immer hingegeben an den Strom; das Gewicht ist manchmal vorne, manchmal hinten, manchmal ist die Gestalt gerundet und hineinlauschend, manchmal ist sie gestreckt und lichtvoll ...

Beginne wieder in der Mitte, «gehe» zunächst rund über hinten nach unten (die Knie locker nachgebend, der Rumpf ist gebeugt) und «bade» in dieser Fülle, in dieser Substanz, und lass auch ein Stück weit los. Die Hände begleiten den Strom so, wie du es fühlst ... Dann hebe und sammle die Fülle, die Wärme im Lemniskatenstrom (runder Bogen über vorne, dabei richtest du dich wieder auf) zum Herzen hinauf, wo er, von vorne kommend, sich in das Licht hinein umstülpt und über hinten in den geistigen Raum aufsteigt. (Gewichtsverlagerung in der Gestalt!) (Bild 15a)

Der obere Raum ist weit und lichtvoll-ewig. Deine Arme und Hände, die den Strom wiederum begleiten, helfen dir, ihn in deinem Bewusstsein zu fassen und zu berühren. Am obersten «Punkt» kannst du dein Kronenchakra spüren – es

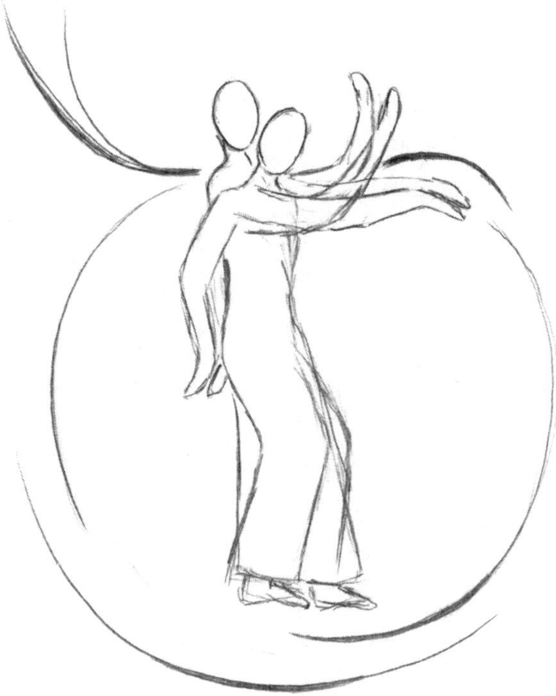

15a Untere Hälfte der Lemniskate mit Umstülpung nach oben

ist wirklich, wie wenn du eine Krone trägst. Dann lasse wieder los, komm zum Herzen zurück und *empfange* darin die ganze Lichtwelt des Geistes, verinnerliche sie, bilde dadurch dein wahres, spirituelles und zukünftiges Herz. (Bild 15b) Durch dieses fließt der Strom nun wieder hindurch, Wärme werdend. Tauche wieder ein in die Fülle und Kraft der Wärmesubstanz der Erde und hebe sie dann wieder ins Licht durch dich hindurch. Verbinde dich mit dem Himmel, verbinde dich mit der Erde – aber bilde die Mitte, bilde das Tor und bilde die Brücke durch dein Ich.

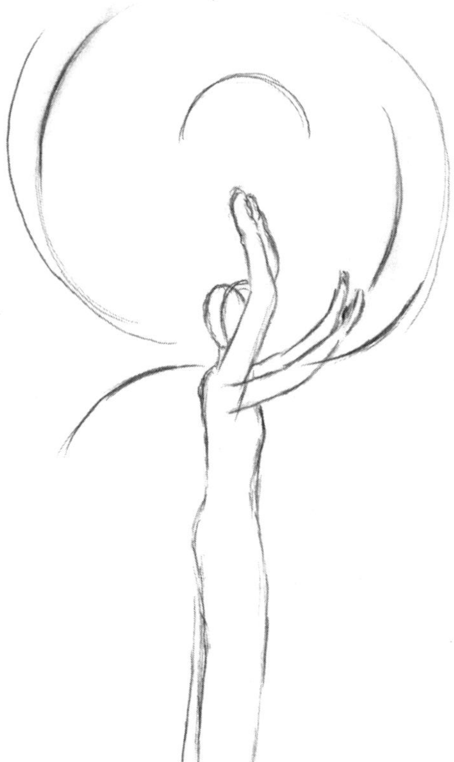

15b Obere Hälfte der Lemniskate mit beginnender Umstülpung nach unten

Du kannst dich, wie bei den anderen Lemniskaten-Übungen auch, mehrere Male in der Lemniskate bewegen.

Übung 19

Die fünf Vokale: Orientierung auf dem Weg

In schwierigen Zeiten ist es wichtig, eine innere Orientierung zu haben. Damit ist nicht eine politische Orientierung gemeint, sondern eine geistige, in der mir ein Stern leuchtet. Dieser Stern ist der Weg der Menschheit, aber auch der Weg jedes Einzelnen. Er geht vom Aufblicken zu den Eltern, vom Empfangen des Lebens durch eine höhere Ordnung, über die Abgrenzung und Selbstfindung hin zur Freiheit, die eine höhere Art von Selbstfindung bedeutet. Von diesem Ort geht der Weg in Freiheit weiter über die Liebe und Hingabe zur Wiederverbindung mit dem Göttlichen, der Erde und dem Kosmos.

Ob in der menschheitlichen oder der individuellen Betrachtung: Immer wieder ist der Ort, an dem ich und du stehen, zu finden. Die fünf Vokale sind Räume und Kräfte auf diesem Weg.

Um was geht es jetzt?

Vom A zum U verändert sich das Gleichgewicht in der Säule der Aufrichte in einem direkten Strom von hinten nach vorne. So beginnt es im A, weit hinten, im Fuß die Fersen erlebend. Führe gegen die natürliche Schwere dieser Haltung die Arme – dieser Schwere entgegen – in einem Winkel nach oben. Erlebe den Hinterraum. Ein Götterhimmel wird empfangen. Ein weiter Weg liegt vor dir und die Götter weisen ihn.

Im E kommst du in deine Aufrechte durch die Wirbelsäule und führst die Arme aus dem Winkel in eine «Lichtstrahl-Kreuzung» vor dir. Der Himmel schließt sich, du bist auf dich gestellt. In der Berührung der Kreuzung kannst du

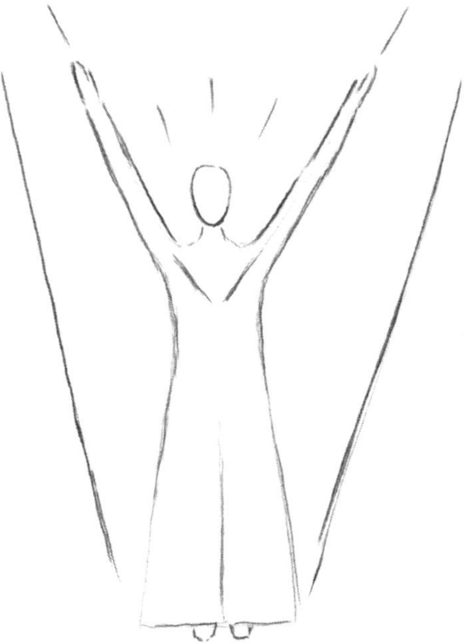

16a A-Winkel

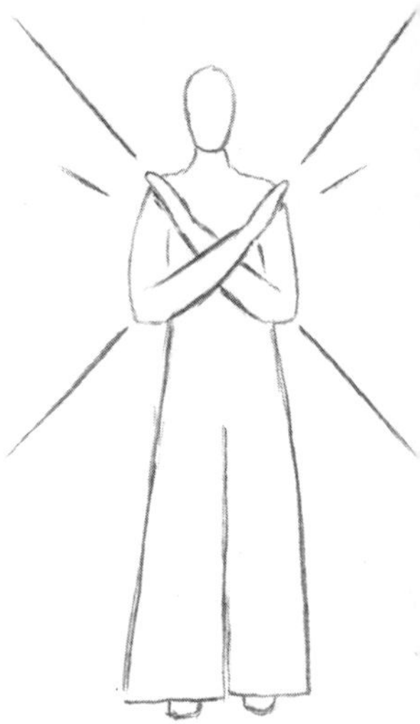

16b E-Kreuzung

dich halten und dich zugleich der irdischen Welt gegenüberstellen.

Nun finde daraus deine Aufrichte durch das Herz: I. Das ist das Gleichgewicht, in dem du Freiheit findest. (Siehe auch Übung 32.) Ich bin. (Und: Ich stehe hier und kann nicht anders.)

Aus dieser Freiheit wird Liebe geboren: O. Liebe ist Schöpferkraft und Schöpfer*macht*. Das Gewicht in der Gestalt ist nun leicht vorne, sodass die Arme und Hände aus dem Herzstrom (!) in die Rundung des O hineingleiten.

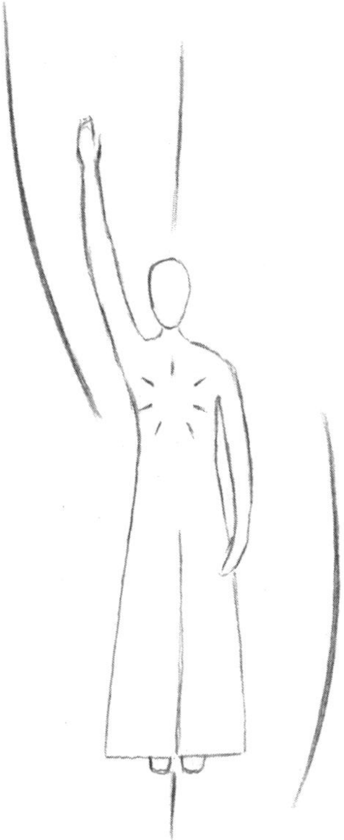

16c I – Im Gleichgewicht

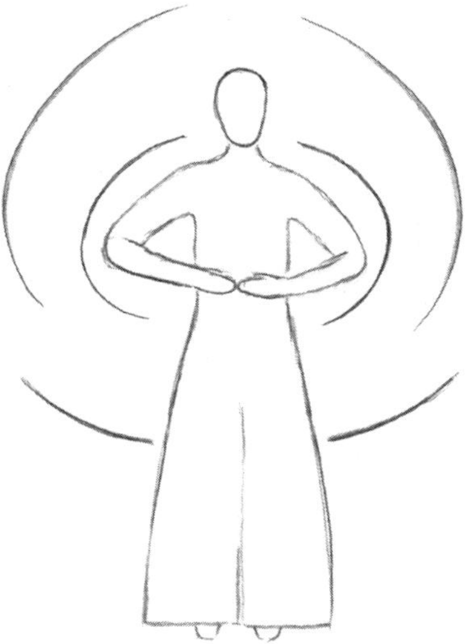

16d O-Rundung

Das U kannst du von unten nach oben führen. Die Arme sind parallel, die Beine stehen geschlossen und ebenso parallel. Wenn du die Festigkeit in den Beinen erlebst und die Arme nach oben führst, entsteht eine wirkliche Verbindung von unten nach oben, der Erde mit dem Himmel – und dann – dazwischen stehend in der Säule des U – wird der Mensch, wirst du, eine Leiter, eine vertikale Brücke zwischen den Tiefen und den Höhen der Welt. Diese Säule trägt die Zukunft.

Vom U kannst du erneut in ein A gehen.

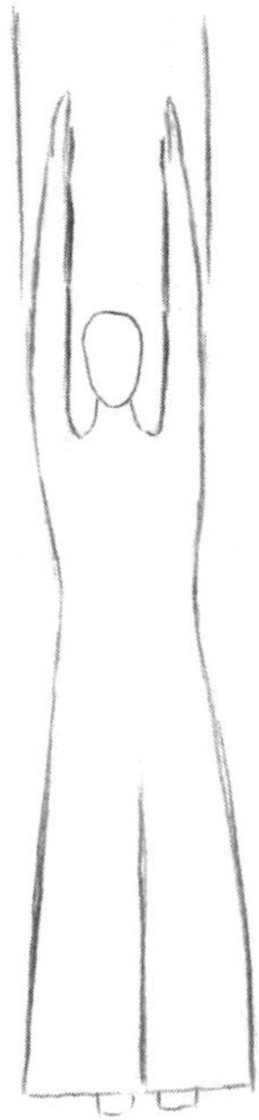

16e U-Parallele

Diesen Weg durch die Vokale hindurch zu vollziehen, diesen Weg immer wieder zu erleben und zu fühlen, ist wie eine Meditation. Die Kraft jedes einzelnen Vokals ist ein göttlicher Inspirationsraum auf dem Weg der Menschwerdung.

Übung 20
Übe Herzenskommunikation!
Die Herzensbotschaft der fünf Vokale

Du kannst die Vokale (siehe Übung 19) mit den Armgebärden üben, um sie schließlich ohne äußere Gebärde als Räume deines Ätherherzens «zur Verfügung» zu haben. Die fünf Vokale werden dann zu Wahrnehmungsorganen einerseits und bilden andererseits das Ätherherz so, dass es Resonanzräume erzeugen kann und dadurch – je nach Vokal – Qualitäten im Zwischenmenschlichen erst bildet. Das hat auch viel mit der Fähigkeit des Erkennens und der Heilung von Situationen zu tun.

A ist reine Offenheit gegenüber der Welt und zugleich Verbundenheit mit dem Wahrheitsraum überhaupt. Daraus wird die Fähigkeit und Kraft (!) zu staunen möglich. Staunen ist der Anfang und das Ende jeder Erkenntnis. Im A kannst du dich immer wieder an deine eigene göttliche Wahrheit anbinden und schaffst Raum, dass Wahrheit sich zeigen kann.

E verbindet einerseits verschiedene Standpunkte und grenzt sie andererseits voneinander ab. Das E kann dir helfen, Dinge zu klären und ganz bei dir zu bleiben, dich abzugrenzen, damit möglicherweise aufsteigende Emotionen sich nicht ins Feld mischen und die Sicht beeinträchtigen. «Bleibe bei dir!» kann eine Botschaft sein.

Im I entsteht Einklang und Friede – zunächst mit dir selbst, dies ausstrahlend jedoch auch in deinem Umfeld. Wenn du

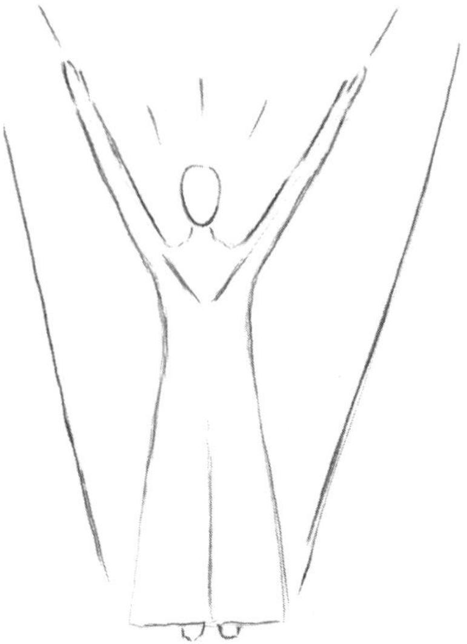

17a A-Winkel

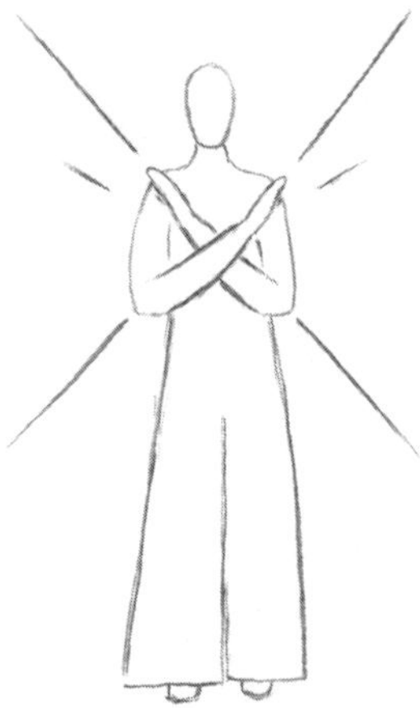

17b E-Kreuzung

dich mit der Kraft des I verbindest, wird Neues möglich. Der Raum der Wunder ist dann geöffnet. Die Zukunft ist nun eingeladen und aus der Zukunft möchte alles immer neu werden. Die Botschaft des I kann sein: «Lass dich überraschen!» Nach innen jedoch ist die Botschaft: «Geh in deine Herzenergie!»

Die Kraft des O schafft Liebe, Mitgefühl und Verständnis. Offene Wunden können geheilt werden. Erlebe im O deine eigene Fähigkeit, deinen momentanen Standpunkt zu überwinden und dich dem hinzugeben, was ein anderer fühlt. Aber ebenso dem, was du selbst vielleicht auch noch fühlst: Verborgenes, Abgespaltenes oder Vergessenes, im Guten wie im Schmerzenden. Die Botschaft des O könnte sein: «Lass Heilung geschehen.»

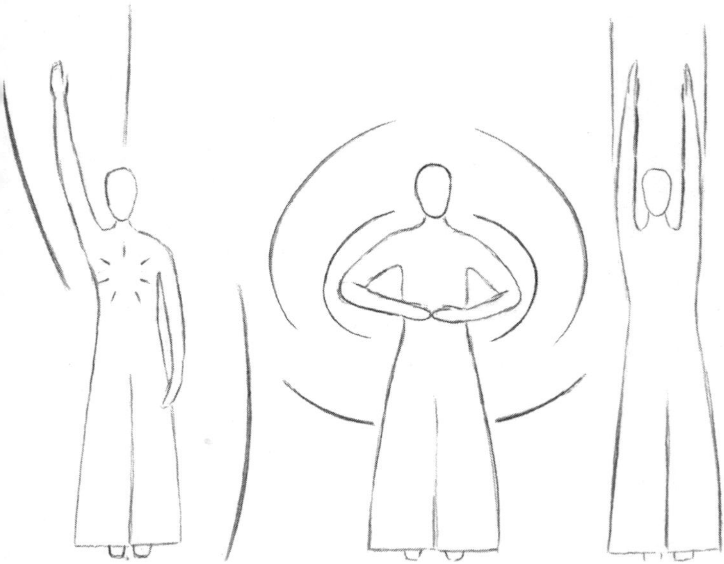

17c I – Im Gleichgewicht 17d O-Rundung 17e U-Parallele

Im U hast du die Möglichkeit, dich zu beruhigen und deinen inneren Stand zu finden. Das Zauberwort des U ist Ruhe. «Bleibe in der Ruhe!» Die Ätherform des U hilft dir dabei.

Bewegungsanleitung I-A-O

I-A-O ist eine der eurythmischen Ur-Übungen. Drei Laute: Gegenwart, Vergangenheit, Zukunft. Und du stehst mittendrin.

I: Stelle dich frei in den Raum und richte dich innerlich so auf, dass du dich gut in deinem Eigensein erlebst in der geraden Wirbelsäule. Die Füße stehen einander berührend geschlossen nebeneinander. Dann verlagere das Gewicht minimal nach vorne, sodass du erlebst, wie der Stirnpunkt und die Ballen der Füße in eine gefühlte Verbindung, in eine Säule miteinander kommen. Achte dabei auf dein Herz und lass den Fokus von Stirn und Ballenpunkten wieder los. Nimm wahr, wie sich sein Raum öffnet, wie überhaupt eine neue Qualität des Raumes um dich entsteht, die man vielleicht so beschreiben könnte: Der Raum ist da. Gleichzeitig mit dem Raum öffnet sich das Tor des Herzens. Du bist hier, in deiner Präsenz.

Dann nimm die Arme in diese Präsenz hinein – fühle, wie du dich aus der Herzenssonne herausstrecken und in den Raum hineinstrecken kannst mit deinen Armen, und zwar so, dass sie immer fähig bleiben, zu leuchten und den Lichtstrom deiner Wesenspräsenz durch sich hindurchströmen zu lassen. (Strecke sie also physisch nie vollständig.) Du musst nichts wollen. Das Licht strömt durch dich, durch dein Herztor hindurch. Bezeuge es in deiner Präsenz.

A: Mit dieser Säule verlagere das Gewicht so nach hinten, dass du gut deine Fersen spürst und der Raum hinter deinem Nacken und Kopf ganz frei ist – da ist ein weiter Raum hinter dir und gleichzeitig ein weiter, offener Raum vor dir. Bilde dann mit deinen Armen einen Winkel nach oben.

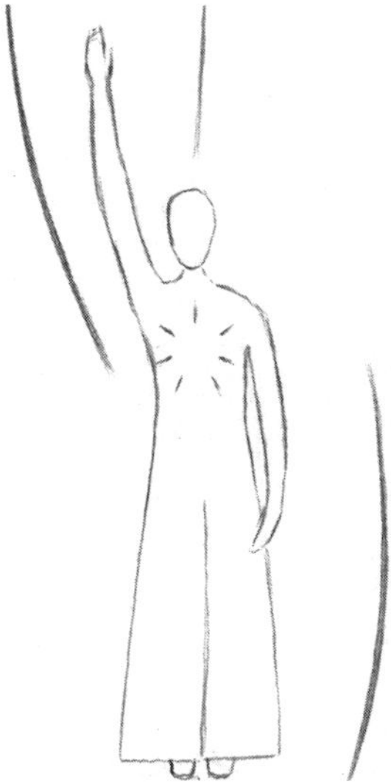

18a I-Gebärde

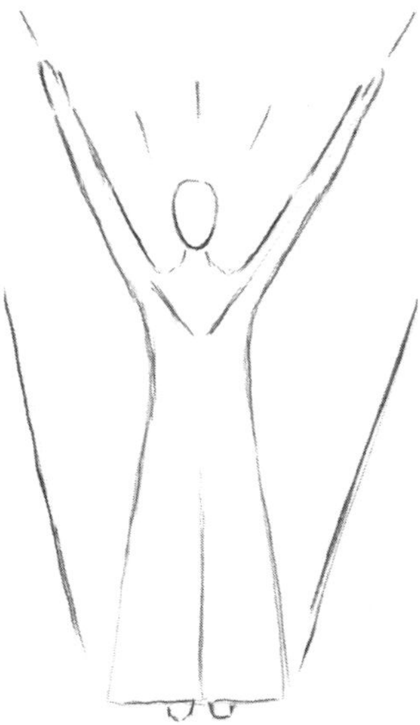

18b A-Gebärde

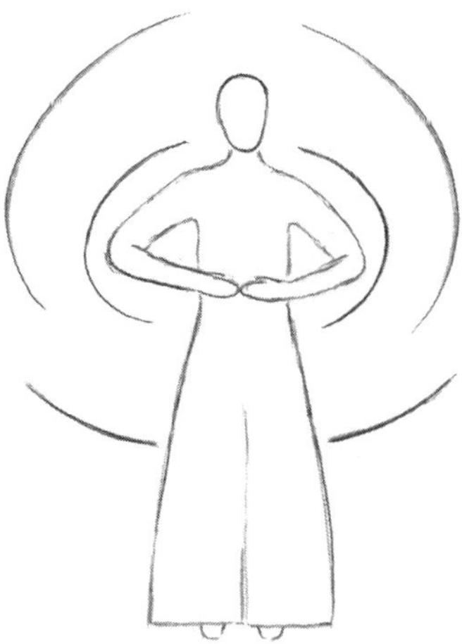

18c O-Gebärde

Der Winkel soll als solcher gefühlt werden. Dies gelingt umso einfacher, als du deine Arme nun streckst (anders als beim I!) und die Wirbelsäule mitempfindest.

O: Und was nun aus dem A zu dir strömt, trage es in einen werdenden Raum hinein und gestalte ihn durch dein Wesen mit. Verlagere das Gewicht nun nach vorne auf die Fußballen. Dabei gehst du einmal durch das Tor des I hindurch und strömst nun sozusagen durch dieses hinaus, ohne dich in deiner Präsenz zu verlieren. Das O ist die Hingabe deines Wesens an die Welt, mit der du im Innersten eins bist.

Die Arme werden in dieser Bewegung wie gehoben und leicht. Doch mit der Kraft deines Wesens forme sie in einen geschlossenen Kreis vor deinem Herzen hinein. Runde sie mit deinem sich hingebenden Willen in diese Form, fühle die Form des Kreises in der Bewegung.

Übung 21

I-A-O-Übung: Die Quelle in dir

Hier bringe ich mehrere Fokusse, auf die du dich in der Übung richten kannst. Jeder Laut ist ein Inspirationsraum und zugleich ein Tor zu einem Aspekt des Daseins. Die Sätze sind aber weder Affirmationssätze noch sind sie symbolisch gemeint. Sie entstanden aus der Wahrnehmung der Realität in diesem Lautraum. Sich in diese Wirklichkeit hineinzustellen und dabei ein anderer zu werden – darauf kommt es an.

I: *Öffne dein Herz.* Stell dich ins Zentrum deines Selbst.

- Präsenz: Sei in der Gegenwart, alles ist da, aber du bewertest es nicht
- Frieden
- Jetzt. Das Tor zu der Quelle. Es fühlt sich an wie Quellwasser in der Seele, lebendig, lichtvoll, freudig
- Sei Zeuge des Lichts. Wir sind Licht

A: *Öffne dich deiner geistigen Heimat.* Verbinde dich mit deinem Seelenplan. Spüre: Wofür bist du hier? Spüre die Kraft, die dich zur Geburt brachte: du selbst in der Frage nach dem Leben.

- Verbinde dich mit dem Göttlichen, mit deinem Selbst
- *Empfangen.* Lass diesen Strom des Göttlichen in dich einströmen. Du hast einen Körper (du bist nicht dein Körper). Bewohne ihn als seelisch-geistiges Wesen!

O: ***Geh in die Liebe.*** Entscheide dich. Geh durch das Tor hindurch und sprich aus der Quelle in Verbindung mit deinem Selbst, in der Liebe und Würde des Menschseins.

- Hingabe, ohne dich zu verlieren
- Lass Heilung geschehen
- Herzenskraft, Mitgefühl, Verstehen
- Schöpfer sein einer neuen Welt, mit der du eins bist

Übung 22

I-A-O-Übung: Seelische Stärkung

Hier bringe ich einen bestimmten Fokus, auf den du dich in der Übung richten kannst.

Mache die Übung ohne Arme – sie ist sogar im Sitzen möglich. Versuche in einem relativ raschen Tempo die drei Raumstellungen und inneren Kraftorte hintereinander zu bewegen und dies auch mehrere Male wiederholend. Geh intensiv die Laute «sprechend» in die Säule und deren Gewichtung hinein, sodass du das Gefühl hast, innerlich angestrengt Gymnastik zu machen.

Übung 23

I-A-O-Übung: Einverständnis mit dem Ganzen

Hier bringe ich einen bestimmten Fokus, auf den du dich in der Übung richten kannst.

Bewege stehend, nur in der Säule, das I-A-O. Dies ist sozusagen die Umkehrung der I-A-O-Übung als seelische Stärkung (Übung 22). Hier stehe in der Säule, die du als «Lauträume» erleben magst und in der die ewige Würde deines Menschseins im Weltganzen erklingt. Das gibt dir eine ruhende Kraft, um, hineingestellt in einen großen Zusammenhang, die eigene Aufgabe zu erfüllen. Wir sind eins mit dem großen Weg der Menschheit und vor allem mit dem Menschsein auf diesem Weg.

Wir können immer weiter kämpfen – gegen Unrecht, gegen Lügen, gegen Unwahrheit. Aber wir können auch eins werden mit einem größeren Ganzen, wo alles Dunkle zugelassen ist, um das Licht in uns zu entwickeln. Wenn Goethe in seinem «Faust» Mephisto sagen lässt: «[Ich bin] ein Teil von jener Kraft, die stets das Böse will und stets das Gute schafft»[3], so drückt er genau dieses aus. – Diese Übung ist eine Übung des Einverständnisses mit dem großen Ganzen, des Einverständnisses mit dem Schicksalsstrom, der Hingabe an die höhere Führung.

Übung 24

A-O-I-Übung: Staunen, Mitgefühl, Gewissen

Wenn du vom A zum O zum I in diese Lauträume hineinhörst und in sie eintrittst, kannst du in Verbindung gehen mit den drei Gefühlen Staunen, Mitgefühl und Gewissen. Dies sind Gefühlsregungen, Empfindungen, aber es sind auch Fähigkeiten, welche für die Zukunft der Erde von himmlischer Bedeutung sind.[4] Sie erwachsen aus dem Einverständnis mit dem Ganzen (Übung 23); das Ich bildet sich einen Boden im Seelischen und hebt das Seelische in seine Sphäre. Das Denken wird zur Schale im Staunen, das Fühlen wird zum Lebensstrom im Mitgefühl, das Wollen wird zur Festigkeit im Gewissen

Hierfür beginne im I ohne Armgebärde; *fokussiere* dich dort nur, sozusagen als Einstimmung. Dann gehe ins A mit Gebärde, fühle im Herzen die Qualität des Staunens. Achte darauf, dass die Augen nicht nach oben schauen, denn nicht die Vorstellung soll «staunen», sondern dein ganzes Wesen durch dein Herz hindurch lebt im Staunen, im A. Wiederum fühlend gehe ins O, auch dieses mit Armgebärde. Erlebe deine Hingabe, wiederum aus dem Herzen, in den Strom des Mitgefühls hinein. Schließlich gehe ins I mit Armgebärde, erlebe darin die Kraft des Gewissens, des Ich-bin-hier und Ich-stehe-ein für das, was ich erkenne; erlebe die Verbindung zu deinem eigenen höheren Selbst, durch das du dich (aus- und auf-)richtest und worin du vorwärts zu schreiten vermagst.

Halleluja Bewegungsanleitung

Vom H ins A hinein: Balle die Arme und Hände vor deiner Mitte; im Ballen entsteht auch in Armen und Schultergürtel eine Rundung und leichte Spannkraft. Die eigentliche H-Bewegung vollziehe in dem Moment, in dem du diese Spannung im Brustbereich mit einem eindeutigen Impuls gleichsam abwirfst, loslässt und dadurch in deinem Innern Platz, Raum entsteht. Die Arme «fliegen hinaus», öffnen sich. Das kannst du nach unten, mittig oder nach oben tun. In den nun entstandenen Raum hinein greife das A nach oben. Empfinde hierfür den Winkel, die Festigkeit in der «Schale».

Vom A zu den sieben L: Vom A aus greife das erste L, ohne den «Himmel des A» zu verlieren.

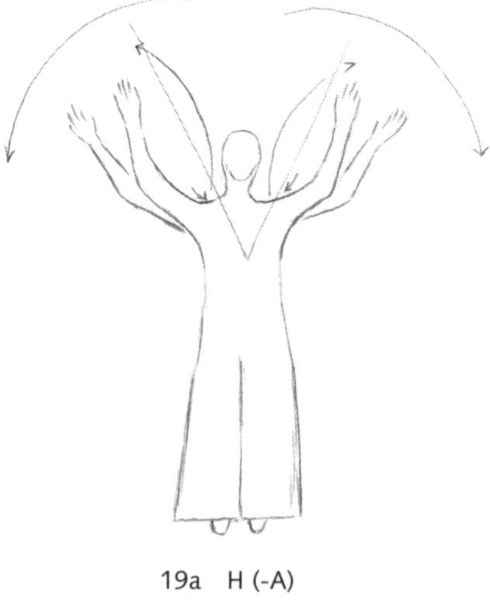

19a H (-A)

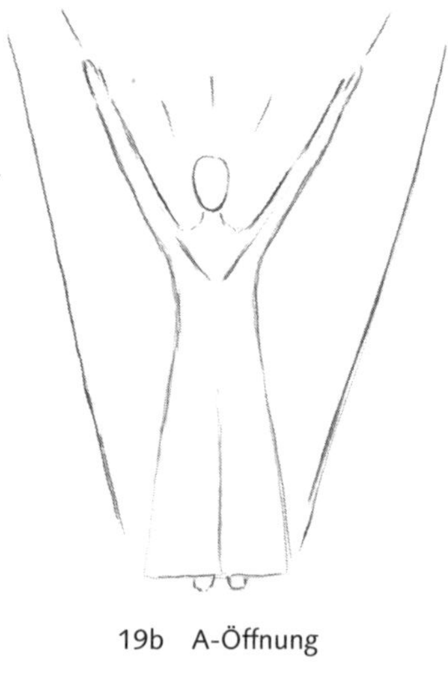

19b A-Öffnung

Das L als Bewegung: Zunächst ist das Gewicht in der Gestalt leicht vorne. Greife mit beiden Händen seitlich weit hinaus nach unten und führe die Substanz der Erdendichte unten vor dir zusammen in die Schale ihrer Hände. (In dem Moment der Bewegung «berühren» sich die Fingerspitzen ätherisch – nicht physisch!) Nun hebe die Schwere hinauf, die Schalen verdichten sich (die Fingerrücken «berühren» sich immer mehr) bis zur Höhe des Herzens, wo ein neuer Strom von den Schulterblättern her (!) eingreift und die Substanz der Erdendichte umgestülpt wird in Himmelslicht. Hier drehen sich nicht nur die Hände durch die Kraft des Himmels, des Umraums, nach unten – nach vorne – nach oben in die Weite und werden hinauf- und hinausgezogen ins Licht, sondern auch das Gewicht in der Gestalt geht nun leicht nach hinten. Wenn die Arme gleichsam ins Licht hineingesogen worden sind, können sie seitlich

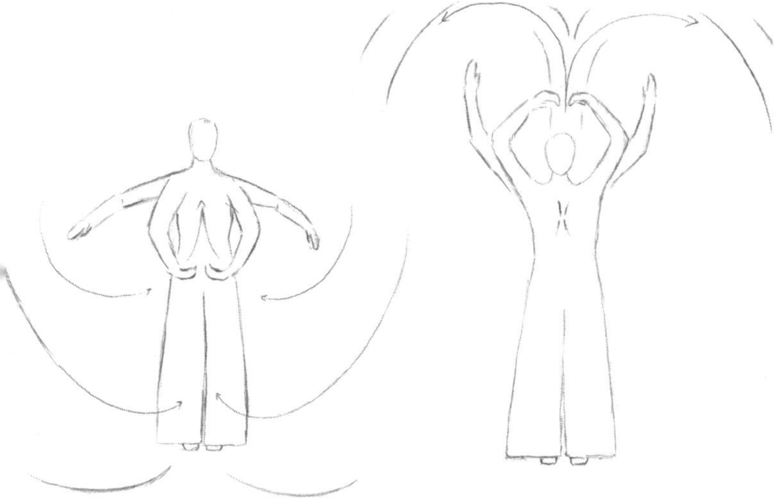

20a Beginnende L-Bewegung 20b Vollendende L-Bewegung

losgelassen werden, wobei du dich mitten im Umraum empfinden kannst. Dann, wenn die Arme seitlich «schwebend fallend» wiederum mit der Schwerkraft in Berührung kommen, setze eine neue L-Bewegung an, die du wiederum aktiv ergreifen und verwandeln kannst. In dem Moment, in dem auch die Hände sich wenden, wird auch das Gewicht in der Gestalt wieder nach vorne verlagert; alle Dimensionen des Raumes verwandeln sich durch die Gestalt und die Bewegung. Mache in diesem Sinne die ganze Bewegung des L mit dem Umraum zusammen, auch um eine «rudernde» Bewegung zu vermeiden.

Beim ersten L im Halleluja wird die Bewegung sieben Mal gemacht, mit jedem L wird die Bewegung bzw. der ergriffene Raum größer. Das heißt, du beginnst physisch klein – ätherisch jedoch immer den ganzen Umkreis mitbewegend – und wächst dann auch in der physischen Sichtbarkeit in die große Bewegung des L hinein.

Beim zweiten L im Halleluja wird die Bewegung drei Mal gemacht, hier sind alle drei L groß.

Das E: Die Kreuzung kann sowohl vor der Mitte als auch über dem Kopf gemacht werden. Wenn du das E über dem Kopf machst, habe die Empfindung, dass du alle «Schleier» der sieben L von unten hinaufhebst und verbindest. Vor der Mitte hat das E eine andere Qualität – als würden zwei Lichtstrahlen sich kreuzen. Man kann dabei auch «Engelsflügel» empfinden.

Die Bewegung des U: Führe von unten in paralleler Stellung die Arme hoch bis auf Kopfhöhe oder ganz hinauf. Bleibe dabei mit deinen Füßen mit der Erde verbunden.

Die Bewegung des J gleicht einem schwungvoll entstehenden I.

Für das A nimm den anderen Arm dazu und empfinde den Winkel zwischen beiden Armen.

Die Bewegung des H vom A aus: Aus der Spannung des A lass in die umgekehrte Richtung los als beim H zu Beginn, das aus der Ballung kam. Hier «wirf» das Feste des A aus den Schulterblättern nach hinten von dir, sodass aus dem A unwillkürlich eine Schale entsteht, weich und offen … (Wenn du ein H aussprichst, spürst du die Qualität, die diese Bewegung haben möchte.)

Du kannst in einem sogenannten Ehrfurchts-E, die Arme über der Brust gekreuzt, enden.

Übung 25

Halleluja-Übung: «Reinige dich von allem, was dich am Anblick des Höchsten hindert»

Halleluja kann in vielen verschiedenen Arten gemacht und der Fokus kann immer wieder anders gewichtet werden. Hier wählte ich den Fokus, der mit der Übersetzung von Rudolf Steiner für das Halleluja zusammenhängt: «Reinige dich von allem, was dich am Anblick des Höchsten hindert»[5]. Oder: Erinnere dich, dass du ein göttliches Wesen bist!

Siehe hierzu auch mein Nachwort.

Befreie im H den Raum um dich von allem Dunklen und Engen; dann stelle dich da hinein mit einem A, dessen Gebärde nach unten strömt – es ist ein Gefühl von «alles ist in Ordnung», und gerade deshalb ist es möglich, ein neues Tor zu öffnen.

Dieses Tor wächst aus dem Herzen mit sieben L, die immer größer werden. Es wird immer reiner und heller und du wächst mit deinem Wesen so hinein, dass du im letzten drinnen stehen kannst.

Im E, das nun folgt, findet gleichsam eine Berührung mit dem Göttlichen in dir statt. Greife es wie eine Oktave (nach den sieben Stufen der Tonleiter in den sieben L) über dir – ein hell leuchtender Stern …

Das Göttliche klingt nun in die drei folgenden L-Bewegungen hinein. Sie münden im U, das nochmals wie eine Bitte, ein Anblick hin zum Höchsten ist, indem du die Gebärde langsam von unten bis auf Kopfhöhe hebst.

Wie ein offener Kelch, der seiner Befruchtung aus dem Geistigen entgegengeht, kann das U im Zusammenhang mit dem J erlebt werden. Denn das J ist wie eine erhabene, leuchtende Antwort aus der Quelle: Du bist göttlich. Das J kommt dir von der anderen Seite des U und des E, wo es bereits eine Berührung gab, entgegen. Von innen, aber nicht subjektiv. Von innen erklingt das Göttliche als Wesenskraft des Menschen.

Dieses J wird ins A hineingenommen – nun in der Gebärde nach oben. Darin kannst du auch erleben: der vollkommene, der göttliche Mensch.
Löse dann in einem H (wie bei der Übung A-H). Alles wird gut.

Du kannst mit dem sogenannten Ehrfurchts-E, mit den Armen vor deiner Brust gekreuzt, enden.

Übung 26

Halleluja-Übung: Erhöhe deine Frequenz und hebe die Erde ins Licht

Halleluja kann in vielen verschiedenen Arten gemacht und der Fokus kann immer wieder anders gewichtet werden. Hier habe ich den Fokus der Frequenzerhöhung und der Erhöhung der Erde in den ätherischen Lichtraum gewählt.

Öffne im H den Raum; spüre, wie weit, wie offen das Leben in Wahrheit ist. Lass alle Dunkelheit, alles Feste (der Gedanken, der Gefühle und der Gewohnheiten) los. Es gibt Zeit. Es gibt viel mehr, als wir mit unserem kleinen Verstand denken können …

Lass dich beschenken davon, lass das A (nach oben) daraus werden.

Fühle dann mit dem A in den Raum hinein. Noch stehst du vor ihm, staunend, bis ins Herz hinein offen.

Aus ihm erwacht der Wunsch zu wachsen. Sieben L folgen daraus. Wenn du zum ersten L übergehst, fühle den Lichtraum des H-A, d.h. bleibe in deinem Herzen diesem Raum verbunden und sinke zugleich mit deinen Armen in die Schwere, um diese «Dichte», die mit der Schwere verbunden ist, in den Lichtraum zu heben. Mit jedem L verändert sich die Sphäre. Beginne in der Tiefe – doch jedes L geht durch das Herz hindurch, wie durch ein Tor. Jedes L durchlichtet die Erde, hebt sie ins Licht. Du stehst mitten darin. Auch du wirst lichter, wirst lebendiger. (Erlebe die Bewegung, mache die L nicht zu langsam.)

Erlebe (mit Flügeln im Rücken!) im E vor dir, das nun folgt, wie du mit deinem Selbst, mit deinem Engel, mit dem Göttlichen in dir – nenne es, wie du möchtest – in Berührung kommst. Halte dich aufrecht darin. Finde dich neu und schaffe zugleich einen Fokus für die durch dich durchlichtete Sphäre.

Aus dem «Lichtpunkt» dieses Fokus folgen nun drei große L. Sie sind wie ein Schöpferischwerden in dem neuen Raum, der durch das E leuchtet.

Nun folgt das U mit viel Zeit in der Bewegung von unten nach oben – die ganze Sphäre, die ganze Frequenz wird gehoben. Empfinde, wenn du das U greifst, wie die ganze Erde sich erheben möchte, wie die Erde sich danach sehnt, wieder göttlich zu werden. Lasse den Strom des U auch ganz durch deine Gestalt hindurch nach oben strömen.

Wie ein offener Kelch, der seiner Befruchtung aus dem Geistigen entgegengeht, kann das U im Zusammenhang mit dem J erlebt werden. Denn das J ist wie eine erhabene, leuchtende Antwort aus der Quelle: Du bist göttlich. Das J kommt dir von der anderen Seite des U und des E, wo es bereits eine Berührung gab, entgegen. Von innen, aber nicht subjektiv. Von innen erklingt das Göttliche als Wesenskraft des Menschen. Lass dieses Göttliche in den Raum leuchten, verbinde dich mit dem lebendigen, göttlichen Wesen der Erde: Ihr seid in Wahrheit eins.

Dieses J wird ins A hineingenommen. Im A bist du nun selbst dieser Raum geworden, den du zu Beginn wahrgenommen hast. Du stehst nicht mehr davor. Er ist Wirklichkeit geworden in dir und durch dich.

Dann endet das Wort Halleluja mit der Umkehrung des Anfangs. H-A wird zu A-H. Das H ist Gnade, Erfüllung.

Übung 27

5-Stern-Übung – den eigenen Körper durchströmen. Eine Meditation

Der 5-Stern – oder das Pentagramm, wie er auch genannt wird – ist in unsere Gestalt eingeschrieben. Er strömt vom Kopf in den rechten Fuß, vom rechten Fuß zur linken Hand, von der linken Hand durch die Mitte zur rechten Hand, von der rechten Hand zum linken Fuß und vom linken Fuß zum Kopf zurück. Die Mitte wird vom Herzraum beleuchtet.

Das Pentagramm ist ein sehr altes Schutzsymbol, aber zugleich auch eine Kraftquelle, die harmonisiert und uns (wieder) mit dem Lichtquell des Kosmos verbindet.

Zu Beginn stehst du locker aufrecht. Fühle dich zwischen dem Raum des Lichts um dich und der Schwere, der Dichte und Wärme nach unten um deine Beine. Wenn du beginnst,

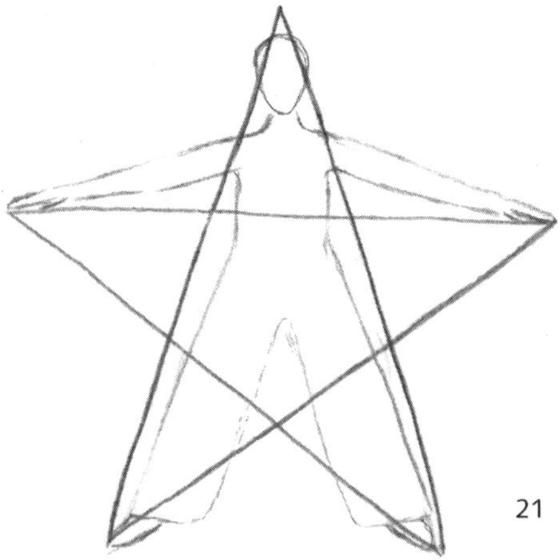

21 Der 5-Stern in der Gestalt

kannst du den Strom mit der rechten Hand begleiten, um ihn besser wahrzunehmen und zu führen. Dieser Strom ist mit unserer Vorstellungskraft verbunden, die ihn konzentriert.

- Er beginnt vom Licht im Kopfbereich hinein in die Schwere zum rechten Fuß – dabei stelle diesen Fuß ein bisschen nach rechts.
- Erlebe von dort, wie du die Schwere hebst und zu deiner Mitte kommst – dies kannst du mit der linken Hand begleiten –, in die du zugleich hineinfühlst und die du auf Herzhöhe locker nach links streckst.
- Dann wieder mit der rechten Hand den Strom «abholen» und durch das Herz zur rechten Hand führen – nun hast du deine Mitte geweitet und hineingeschrieben zwischen Licht und Schwere. Die rechte Hand bleibt auch auf Herzhöhe locker gestreckt rechts.
- Nun fühlst du den Strom (ohne Begleitung einer Hand, jedoch mit deiner Vorstellung ihn führend), wie er von rechts in deinen linken Fuß geht – dabei stelle diesen Fuß ein bisschen nach links.
- Und am Ende verbinde und vollende den Fünfstern aus der Schwere, die bereits durchlichtet und «durchherzt» ist, im Strom zum Kopf hin, den du hineingehoben in den Lichtumkreis erleben kannst.

Nun ist der 5-Stern da und du bist als Mensch in die Welt hineingestellt mit ihm. Lass es geschehen, wenn du dies fühlst.

Es ist ein Stern – und der Stern leuchtet.

Dann sachte die Arme lösen und die Füße wieder heranziehen.

Übung 28

5-Stern-Übung: Zentrum und Umkreis
Sei ein leuchtender Stern im Kosmos. Eine Meditation

Auch bei dieser Übung (entsprechend Übung 27) beginne in einer geschlossenen Haltung in den Füßen (die Arme sind locker) und gehe dann mit den folgenden Worten von Rudolf Steiner[6] wie mit einem Wärme- oder Lichtstrom in das angesprochene Glied bzw. in dein Herz, bis der 5-Stern «aufgebaut» ist:

Standhaft stell' ich mich ins Dasein	*linkes Bein, linker Fuß*
Sicher schreit' ich die Lebensbahn	*rechtes Bein, rechter Fuß*
Liebe heg' ich im Wesenskern	*linker Arm, linke Hand*
Starkmut pflanz' ich im Ich	*Herzgegend*
Hoffnung leg' ich in jedes Tun	*rechter Arm, rechte Hand*
Vertrauen präg' ich in alles Denken	*Kopf*

Was dieser Stern erschafft, sind alles Tätigkeiten und Eigenschaften, die du aus deinem Ich heraus findest!

Wenn du diesen 5-Stern als leuchtenden Stern in deiner Gestalt fühlst, wenn du erlebst, wie das Herz als Zentrum, mit seinem Umkreis in den Gliedern, mit der Welt verbunden ist, und wie durch das Herz auch du selbst als schöpferisch tätiger Mensch verbunden bist mit der Welt, kannst du den letzten Satz da hinein «sprechen», bzw. in diesem Fühlen «sprichst» du:

Diese Sechs führen mich durchs Dasein.

Dann sachte die Arme lösen und die Füße wieder heranziehen.

Übung 29

5-Stern-Übung als Raumgestalt: Friedens-Stern

Im Raum des I, der Aufrichtekraft durch das Herz, dem Tor zur Quelle, ist tiefer Friede. Friede als Einverständnis mit allem, was ist. Jetzt. Friede als Verbundenheit mit deinem göttlichen Wesen und der Erde, auf der wir unser Wesen in Freiheit finden können.

Diese Kraft verbinde mit dem 5-Stern im Raum (entsprechend Übung 28). Bewege ca. drei Schritte für jeden Weg, am Kopfpunkt beginnend zum rechten Fuß, zum linken Arm, zum rechten Arm, zum linken Fuß und wieder zum Kopfpunkt zurück. Verbinde die Wege sinn-voll, d.h. sie schöpferisch schaffend (und nicht sie ablaufend, als wären die Wege schon da).

Dann «schreibe» mit dem Laut I in Gestalt und Gebärde die Friedens- und Einverständniskraft in den Raum dieses Sterns.

Wenn du möchtest, kannst du die Gebärde des I leicht in die Richtung führen, die der Stern in der Gestalt hat, also eine I-Gebärde machen hin nach rechts unten (rechter Arm), dann links zur Seite (linker Arm), dann durch die Mitte rechts zur Seite (rechter Arm), dann wieder nach unten (linker Arm) und am Ende mit dem rechten Arm wieder nach oben. – Dennoch ist das I auch immer Gleichgewicht! Die Kraft des I kommt immer aus der Mitte, durch das Herz hindurch in die Welt. Sei ein Zeuge dieses Lichts!

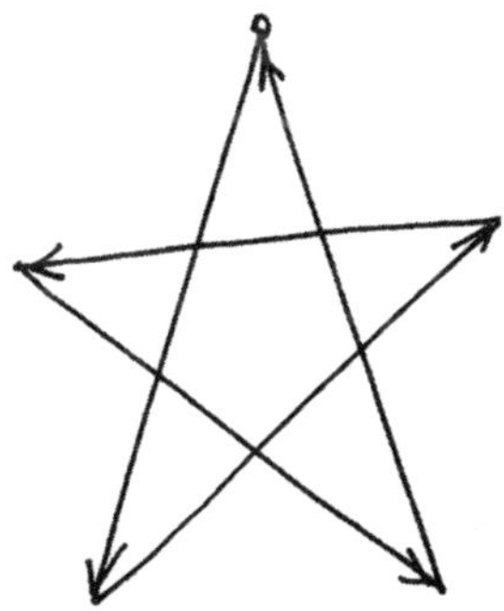

Drehe das Buch auf den Kopf, um die Form so zu sehen, dass du sie bewegen kannst. Beginne dann im Kopfpunkt zum rechten Fuß …

Übung 30

Schwellen-Übung: Frei werden für die Zukunft

Hier gibt es einen bestimmten Fokus und eine bestimmte Sprache, um durch diese Übung einen Umgang mit dem Schwellenraum zu bekommen.[7]

Dies ist eine Übung, die helfen kann, an der Schwelle, an der wir uns jetzt alle befinden, stehen zu können und nicht in den Abgrund gerissen zu werden. Am Abgrund geht es immer um Zukunft – aber wir begegnen zunächst unserer Vergangenheit. Es zieht uns den Boden (Vergangenheit) unter den Füßen weg und wir müssen einen neuen Grund finden (Zukunft). Ereignisse, welchen wir mit unserer Vergangenheit – mit Glaubenssätzen, Erfahrungen oder Urteilen – begegnen, können uns nicht befruchten. Wir sind dann wie Blumen, deren Kelch sich

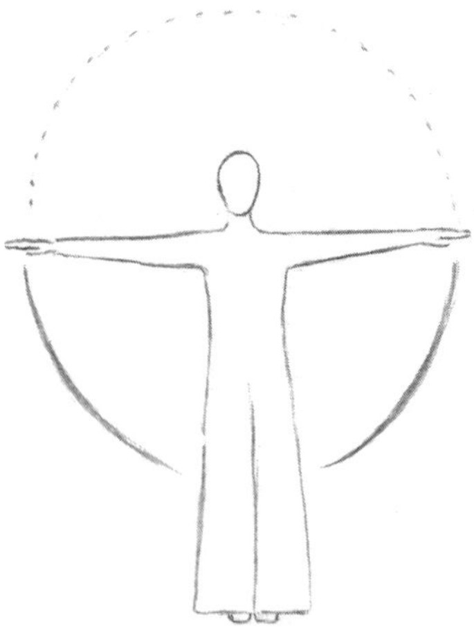

22a 1. Stellung

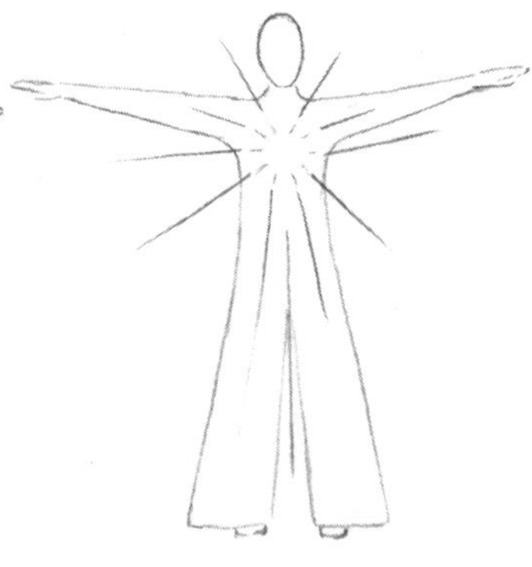

22b 2. Stellung

nicht öffnen kann, Blumen, die im Knospensein verharren. Aber schon Anaïs Nin wusste, dass dies eines Tages schmerzlicher ist als «das Risiko, zu erblühen». Wir stehen heute an der Schwelle, weil unsere Seele sich sehnt, ihre Blüte zu öffnen, und das heißt, sich frei zu machen von Festgefahrenem in unseren Gedanken und Vorstellungen, in unseren Gefühlen und unseren Gewohnheiten, damit wir die Dinge, frei nach Anaïs Nin, sehen, wie sie sind – und nicht, wie wir sind.

Darum geht es in den ersten drei Stellungen:

1. Stellung: Kreuzstellung: Sei im Jetzt. *Jetzt*. Führe deine Gedanken.

2. Stellung: Durchlichtung der Kreuzesstellung in Armen und Beinen: Bezeuge das Jetzt. Erhebe dich durch deinen Willen in deine Schöpferkraft. Finde deine Stimme.

3. Stellung: Loslassen in die Gestalt des 5-Sternes: Geh in dein Herz. Alles, was du gelebt und erfahren hast, ruht hier und darf Frieden fühlen.

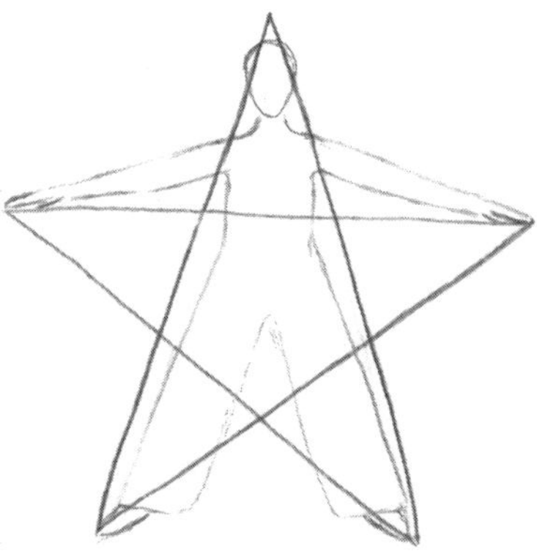

22c 3. Stellung

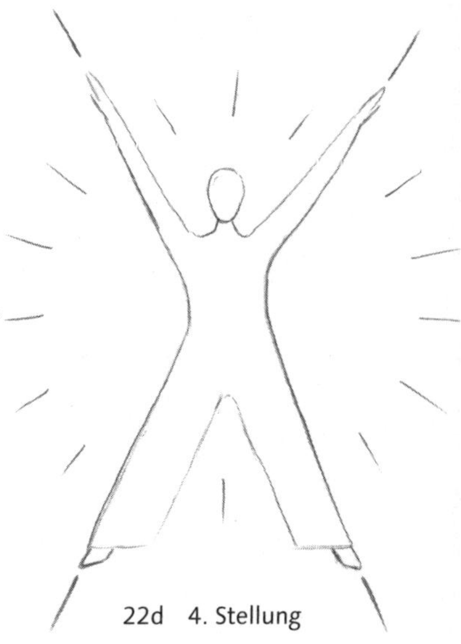

22d 4. Stellung

Dann können wir frei werden für die Zukunft. Darum geht es in den weiteren drei Stellungen, in welchen nun die Arme und Hände über die «Grenzlinie» der Gestalt bzw. des Kopfes hinausgehen. Hast du die Stellungen bisher von deinem Zentrum aus erlebt, kannst du dich selbst nun aus dem Umkreis erfahren. In der Umstülpungsbewegung von der 3. in die 4. Stellung öffnet sich der Raum der Zukunft – nun kommt alles zu dir, während in dem Raum der Manifestation immer alles als Anstrengung oder Wirkung aus uns erlebt wird («ich muss»).

4. Stellung: Andreaskreuz: Konzentriere dich auf das Licht (und nicht auf den Schatten); es ist da.

5. Stellung: Heruntersenken der Arme auf Scheitelhöhe, entsprechendes Heranziehen der Beine (sind noch nicht geschlossen): Licht fließt in deinen sich neu bildenden Leib, in den du gleichsam im Gegenstrom zur äußeren Bewegung hineinwachsen kannst. Fühle dich in höherer Weise in dir. Höre. Höre aus der Zukunft, aus der Sphäre deines Engels. Alles ist möglich.

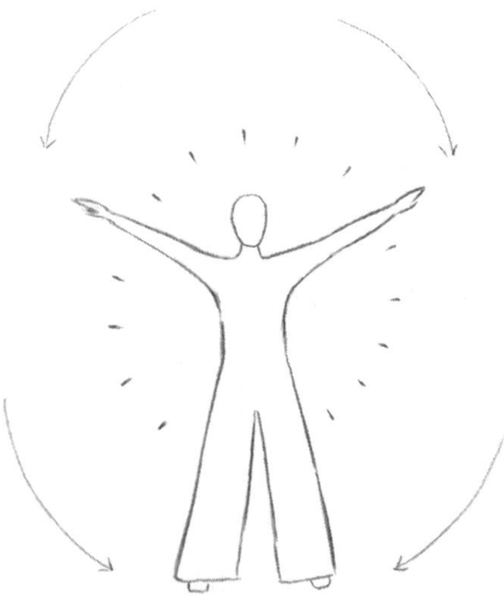

22e 5. Stellung

6. Stellung: Schließen der Beine und Arme (nach oben, Handflächen nach außen): Die Engelsflügel deines höheren Selbst sind nun ausgespannt. Du bist selbst Licht und strahlst Licht in den Umraum hinaus.

Wer die ersten drei Stufen geht, wird ein Handelnder und bleibt nicht ein Reagierender. Wer weiter die zweiten drei Stufen geht, wird ein Zeuge, ein Bezeugender des Lichts in seinem Handeln.

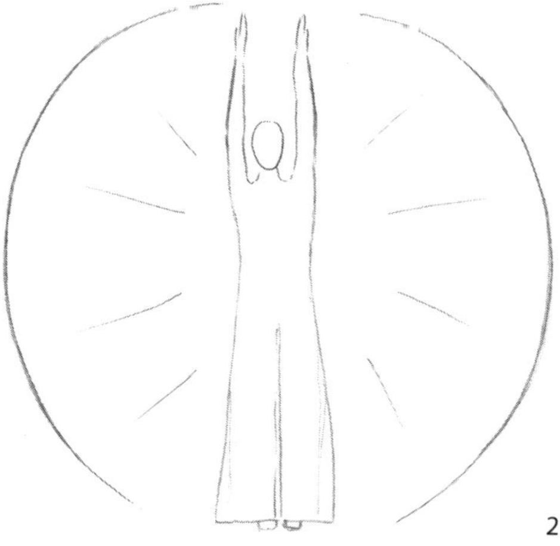

22f 6. Stellung

Übung 31

«Ich denke die Rede»-Übung gesprungen: Die Aura reinigen

Die sechs Stellungen, wie sie in Übung 30 beschrieben sind, können auch gesprungen werden. Dafür gehe in die erste Stellung, indem du die Arme in die Horizontale hebst. Und dann springe von dieser Stellung exakt in die nächste, von dieser in die dritte, von dieser in die vierte usw. Das heißt: Habe eine Intention – die jeweils folgende Stellung –, und dann lass dich von ihr «heranziehen». (Mit der Zeit geht das ziemlich schnell.) Die Kristallisationskraft dieser Übung reinigt die Aura.

Übung 32

Schwellen-Übung: Die Spaltung heilen

Hier noch einmal nur der Laut I[8]: Stelle dich aufrecht hin und verlagere dann das Gewicht der Säule deiner Gestalt so weit nach vorne, dass du spüren kannst, wie dein (Äther-)Herz (in der Mitte) sich öffnet, wie da ein Raum aufgeht und du in Licht stehst und Licht bist. Der Umkreis und das Zentrum stehen in einer wechselseitigen Korrespondenz zueinander. Das ist die Corona – der Sonnenkranz – des Menschseins.

Du kannst dich immer wieder in dieses I hineinstellen, auch mit der leuchtenden Gebärde der Arme. Zentrum und Umraum sind in vollkommenem Gleichgewicht.

Es ist ein heiliger Laut. Und seine Kraft heilt auch. In ihm erlebe als Realität auf der Erde den Zustand von «ganz sein»! Werde gesund und fühle, wie in der Kraft des I die Spaltung überwunden ist. Wir alle tragen diese Spaltung in uns und erleben sie im Außen, aber jetzt ist es Zeit, sie zu heilen.

Tanke diese Kraft, damit du sie als Erfahrung in dir trägst und sie in die Welt bringen kannst. Denn «es gibt eine schönere Welt und unser Herz kennt sie» (frei nach Charles Eisenstein[9]).

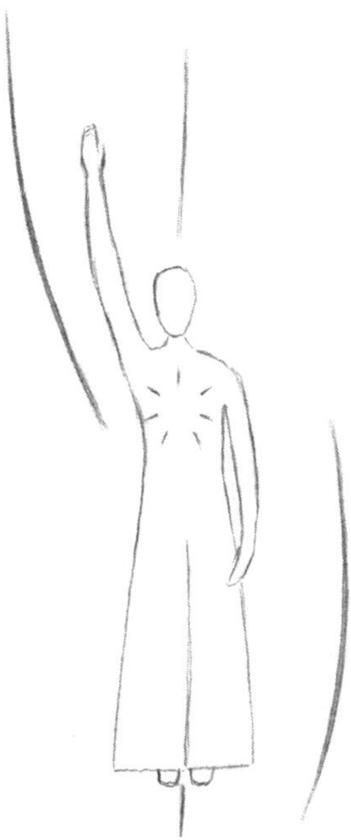

23 I-Gebärde

Übung 33

Jeder Mensch trägt eine Krone

Diese Übung schließt unmittelbar an die 32. Übung an. Denn im Kraftraum des I stehend bist du in die Zeit hineingegangen. Zeit gehört zur vierten Dimension und durchdringt die dritte Dimension des physischen Raumes. Gib der Zeit, die durch dein Herz den Raum schafft, nach und gehe in diesen Raum hinein – schreite! Es ist wirklich ein Schreiten. Die Krone wird dir in dem Moment gegeben, in welchem du beginnst. Es ist die Krone der Menschenwürde, in der du gleichzeitig erleben kannst: Du trägst einen Schatz mit dir – nämlich dich selbst als Geschenk für die Welt. Jeder Mensch bringt ein Geschenk mit auf die Erde. Uns dieses Geschenkes bewusst zu werden, ist Teil unseres Lebensweges und unserer Bestimmung. Schreite in der Zeit. Es ist eine der heilsamsten Übungen oder Meditationen, in dieses Schreiten hineinzufinden. Wenn du wirklich aus dem I bzw. aus dem Strom der Zeit in deinem Herzen schreitest, verbindet sich der getragene Fuß immer zunächst wieder durch die Zehen mit der Erde, um dann «aus der Zukunft» kommend den ganzen Fuß auf die Erde zu stellen. Doch während du den einen hinstellst, geht der Strom bereits in den andern, der sich hebt, der sich trägt, um sich wieder zu verbinden. Aber die Füße dienen dem, was du in deinem Herzen als dein Wesen spüren kannst und was du in die Welt bringst. Werde dir dieses Geschenkes bewusst!

Wenn du in so ein fließendes, aber ruhiges Schreiten kommst, das sich in der Zeit trägt, in welchem Zeit als Raum da ist, kann in dir dasjenige erklingen, was Rudolf Steiner in dem oben bereits genannten Wahrspruch (Übung 15) in Worte brachte:

Strebe nach Frieden
Lebe in Frieden
Liebe den Frieden.[10]

Nachwort

(Dieses Büchlein entstand 2020. Das Nachwort schrieb ich in der Michaeli-Zeit, im Herbst des Corona-Jahres. Ängste sind jedoch nicht an die Corona-Krise gebunden. Sie begleiten den Menschen durch seine Entwicklung und tauchen immer wieder da auf, wo es um die Aufrichtekraft geht. Aber «Corona» ist ein Sinnbild, wie es die Welt schon lange nicht mehr gesehen hat. Es wird auch noch in Zukunft dastehen, wenn wir diese Krise hoffentlich überwunden haben werden.)

Alles kommt ans Licht. Was lange verborgen war oder von uns selbst nicht angeschaut werden musste, nicht angeschaut werden konnte, wird nun sichtbar. Wir erblicken in grellem Kontrast ein System, das die lebendige Erde missachtet und ausbeutet, das Menschen zu Platzhaltern dieses Systems erzieht, das keine andere Währung kennt als die des Geldes. Wir sind gespalten in Innen und Außen: Die Schule definierte für uns, was Leben ist, was wir lernen sollen, um für dieses sogenannte «Leben» vorbereitet zu sein; die Nachrichten erzählen uns, was wir für wahr nehmen und wie wir die Wahr-Nehmungen einordnen müssen; die Werbung erinnert uns daran, welche Bedürfnisse wir haben; die Klicks auf Internetforen verleihen uns unseren Wert. Das alles kommt von außen. Im Innern dagegen erleben wir eine andere Wahrheit, andere Ziele, andere Werte.

Nun, da das heller wird und in die Sichtbarkeit kommt, rückt auch dieser Innenraum in ein anderes Licht. Er möchte und kann zugleich angeschaut werden; neue Fragen werden gehört, Herzensfragen tauchen auf.

Eine der wichtigsten Fragen, die jetzt an der Bewusstseinsoberfläche auftauchen und die zu beantworten Mut erfordert, heißt: *Wollen wir so leben?* Jetzt, da alles ans Licht kommt, haben wir offenbar die Möglichkeit bekommen, *alles* anzuschauen – in uns und um uns. Wir können innehalten, Innenraum schaffen, in welchem wir unserer selbst bewusst werden – genauer: unseres Selbst bewusst werden. Wir können Wunden heilen. Das begreife ich immer mehr als die große Möglichkeit dieser Zeit.

Dieses Geschehen hat mit der Schwelle zu tun.

Corona hat uns alle an die Schwelle gebracht. Auch sie kommt ans Licht und ist sichtbar geworden. Wenn wir an die Schwelle kommen, so sagt es der Volksmund, zieht es uns den Boden unter den Füßen weg. Es tut sich ein Abgrund auf – oder der Himmel. Ängste werden geweckt, Zweifel werden wach, nichts, was mich bisher getragen hat, trägt noch. Das ist auch durch Corona geschehen. Noch nie ist über die ganze Welt, global und gleichzeitig, eine solche Angstwelle gegangen. Die Ängste mögen mit ganz verschiedenen Dingen zu tun haben. Die einen fürchten sich vor der Krankheit, die anderen vor staatlichen Repressionen. Dritte fürchten sich vor wirtschaftlichen Folgen, wieder andere vor Gewalt oder vor Diskriminierung. Aber es sind alles Ängste, die sich wie eine Art Wolke um die Menschen herum gebildet haben. Gleichzeitig ist die Natur so offen und geisterfüllt geworden, wie das vielleicht manche noch aus ihrer Kindheit, jedoch nicht mehr aus den letzten Jahren kennen.

Dieses Abgrundes und dieses Himmels werden wir in unserem Herzen immer wieder gewahr – es ist nicht das, was wir «Corona-Krise» nennen, es ist das, worin wir überhaupt als Menschen stehen und in dessen Spannweite wir uns aufrichten müssen. Es sind die Fragen, die das eigentliche Leben hervorbringen. Das Leben ist nicht einfach da, es ist kein Programm, sondern es ist Entwicklung und Entfaltung, Öffnung und Befruchtung, Liebe und Schmerz, es ist Mut und Vertrauen, Handeln und Geschehenlassen ... Die Fragen, die damit verbunden sind, sind Fragen, deren Antworten geboren werden möchten durch unser eigenes Dasein. An der Schwelle des Herzens tauchen sie auf und fordern uns heraus, einen neuen Boden zu bilden, auf dem wir uns über dem Abgrund – im Himmelsraum – tragen können. Und welch eine Entdeckung: Dieser Boden ist nicht unter meinen Füßen, sondern in mir selbst. Es ist der Grund, woraus ich lebe. Es ist *mein* Weg.

Es gibt einen Engel, der seit Urbeginn wie ein Hüter dieses Weges jedes Menschen war. Sein Name ist: «Wer-ist-wie-Gott?» In einer Imagination kann man fühlen: Er war dabei, als Gott den Menschen schuf – als er sich ihn zum Ebenbilde schuf.

> «Gott sprach: Machen wir den Menschen in unserem Bilde nach unserem Gleichnis! [...] Gott schuf den Menschen in seinem Bilde, im Bilde Gottes schuf er ihn.»[11]

War in diesem «wir» dieser Engel nicht anwesend bei Gott und verbürgt nun mit seinem Wesen «Wer-ist-wie-Gott» diese Schöpfung und *dieses Schöpferwesen*? Der Name dieses Engels ist «Mi-cha-El?». Und der Mensch kann ihm, sich selbst erkennend, antworten: ICH. In unserem Ich lebt das ewig lebendig Schöpferische der Welt, und es ist tatsächlich ein Weg, weshalb ein anderes Wesen in diesem Kosmos auch sagen kann: «ICH BIN der Weg, die Wahrheit und das Leben.» Es ist ein Weg, der Wahrheit und Leben hervorbringt; es ist eine Wahrheit, die zugleich ein Weg ist; es ist das Leben, das durch den Weg und die Wahrheit entsteht.

Viel könnte über Michael gesagt werden. Wie er selbst das Engelwesen ist, das die Schwelle behütet, die in Freiheit in den Raum führt, der paradiesähnlich sein wird. Im Herbst steht er an der Schwelle zur außen dunkel werdenden Welt, hält den «Drachen der Finsternis» unter seinen Füßen und führt den Weg hin zu Weihnachten, wo das innere Licht neu geboren wird. In unserem Herzen behütet er die Schwelle von dem einen Blutkreislauf, der in der Weite der Lungenflügel kosmisch wurde, hin zum anderen Blutkreislauf, der in unseren Taten in der Welt pulsiert. Dort im Herzen wägt er die Ideale mit den Handlungen und die Gedanken mit den Werken ab, was wir als die Stimme des Gewissens erleben.

Es gibt auch Michaelsdarstellungen an der Schwelle des Todes, wo dieses Wägen ebenfalls geschieht – nun wägt er das Gewicht dessen, was die Seele im Laufe des Lebens ins Göttliche gehoben hat, während der Teufel versucht, sich das Seine von der Seele zu nehmen. Michael war im Gewand Apollos der Hüter der Schwelle von Delphi, über dessen Tor stand: Erkenne dich selbst! – oder: Erkenne dein Selbst!

Michael bildet, so kann man empfinden, mit seiner Frage «Wer ist wie Gott?» überhaupt die Schwelle in uns. Seine Frage ruft die Schwelle geradezu hervor. Sie weckt das Göttliche in uns, ruft uns auf, uns auf(wärts)zurichten, uns nach dem Göttlichen hin auszurichten. An dieser Schwelle muss dann zugleich manches losgelassen werden – Gewohnheiten, Schatten, Ängste, Zweifel … Die Kraft des Göttlichen in uns, die Kraft des Ich in seiner schöpferisch-schaffenden Tätigkeit überwindet das, was uns, an der Schwelle stehend, lähmen, hemmen und bedrängen kann. Das ist zugleich der Mut Michaels. Die Kraft, aufrecht zu stehen in unserem Ich, die Fähigkeit, den Grund in unserem Ich zu finden und darin zu gründen, bringt eine neue Welt hervor, die wir mit unserem ganzen Wesen bejahen können werden, weil wir sie durch das eigene Wesen hervorgebracht haben. Im Ich gibt es keine Spaltung zwischen Innen und Außen. Im Ich ist alle Trennung überwunden.

Um diesen Paradigmenwechsel geht es momentan. Die Krise heißt sinnhaft die «Kronen-Krise». Sie ist Ausdruck des spirituellen Kampfes um die Krone des Menschen: als Krone der Schöpfung gottesgleich zu sein.

Die Krise ist mit der Frage verbunden, ob wir uns der Krönung bewusst werden können. Denn dieses Bewusstsein macht uns erst zu Trägern dieser Krone. Dann erst tragen wir diese Krone wirklich. Sie impliziert dann aber gleichzeitig, dass wir alle Kreatur in unserem Herzen mittragen und sie durch uns mitgekrönt wird.

Jeden Tag sind wir deshalb mit der Frage konfrontiert: Wer ist wie Gott? Bist du göttlich, bist du «ICH» – und das heißt auch: ein Träger des *Freiheits*keimes? Siehst du in deinem Mitmenschen das Göttliche seines Menschseins? Fühlst du dich brüderlich verbunden mit seinem Weg? Ist die Erde mit allen Kreaturen ein lebendiger, sinnvoller Organismus, der für dich den Lebensraum bildet, in welchem du dich entwickeln, in welchem du deinem Schicksal begegnen kannst und wo es heilen darf? Ist die Erde eine Stätte des Lebens an und für sich? Liebst du die Erde als lebendiges Wesen? Lebst du? Bist du auf deinem Weg?

Wer die Menschenkrone trägt, wer seine Corona um sich erlebt, hat die Schwelle des Bewusstseins, das uns einander als getrennt von der Welt erleben lässt, überschritten und ist in den neuen Raum eingetreten, in dem alles miteinander verbunden ist. Dies ist das neue Paradies – eine Wirklichkeit, die da ist und die wir zugleich selbst wieder schaffen müssen. Das alte Paradies ist um uns geblieben, aber wir haben es nicht mehr sehen können. Doch auch das kommt ans Licht. In dem Maße, wie wir uns mit uns selbst als göttlichem Wesen verbinden, uns mit dem Wesenhaften verbunden erleben in unserem Herzen und unserem Denken, öffnet sich der Strom der Welt und wir sind eins mit ihm. In dem neuen Paradies ist der Mensch selbst der Baum der Erkenntnis und auch er steht in der Mitte. Dies ist nicht nur irgendwo und irgendwann, sondern genauso hier und jetzt.

Die dreiunddreißig kleinen Übungen sind alle im Lichte dieses Paradigmenwechsels, dieses Bewusstseinswandels geschrieben. In diesem Kontext wird auch sichtbar, dass es tatsächlich um Gesundheit geht. Es ist die Gesundheit eines neuen, eines im Herzen mithörenden Denkens, einer im Herzen erwachten Logosfähigkeit, es ist die Gesundheit des heilenden Geistes.

Die wahren Themen liegen in dieser Kronen-Krise alle da und offenbaren sich. Es geht um «Gesundheit», um «Vernetzung», um das «Leben», um «Solidarität», um die «Schwächeren». Das sind tiefe Sehnsüchte in uns. Leben! Beziehungen, Verbundenheit, Gesundheit, Freiheit und Vertrauen! Werden wir uns unserer Sehnsucht bewusst und (ver)zerren wir sie nicht ins Irdische hinein. Lassen wir uns unsere Sehnsucht nicht materialistisch verdrehen. Denn gerade sie hebt den Blick ins Geistige. – Michael ruft uns in und mit seinem Namen immer wieder zu: Erkenne dich selbst!

Denken und erleben wir diese Begriffe geistig. Erinnern wir uns daran, dass wir göttliche, dass wir schöpferische Wesen sind.

Anmerkungen

1 Johann Wolfgang von Goethe: *Sämtliche Gedichte,* Inselverlag Frankfurt/Main 2014, Seite 183

2 Rudolf Steiner: *Wahrspruchworte,* GA 40, Der Friedenstanz

3 Johann Wolfgang von Goethe: *Faust I,* Studierzimmer

4 Sie stehen im Zusammenhang mit dem Fortwirken des Christusimpulses durch den Menschen. Rudolf Steiner nennt sie den »Sinn der Erdenentwicklung». Siehe: Rudolf Steiner: *Der irdische und der kosmische Mensch* GA 133, Dornach 1989, Vortrag vom 14. Mai 1912

5 Rudolf Steiner: *Entstehung und Entwicklung der Eurythmie,* GA 277a

6 Rudolf Steiner: *Seelenübungen I,* GA 267

7 Siehe auch das Kapitel «Ich denke die Rede» in: Sivan Karnieli: *Herzkräfte stärken durch Eurythmie*, Urachhaus 2020; ebenso *Die Drei,* September 2020, S. K.: Die Schwelle des Herzens und die sechs Eigenschaften der Übung «Ich denke die Rede»

8 Für weitere Aspekte des I siehe «Herzkräfte stärken durch Eurythmie» Dort verbinde ich den Laut in sieben Stufen mit den sieben Ich-Bin-Worten aus dem Johannes-Evangelium.

9 Charles Eisenstein: *Die schönere Welt, die unser Herz kennt, ist möglich,* Scorpio-Verlag 2017

10 Rudolf Steiner: *Wahrspruchworte,* GA 40, Der Friedenstanz

11 *Die Schrift, Die Fünf Bücher der Weisung,* verdeutscht von Martin Buber gemeinsam mit Franz Rosenzweig, Deutsche Bibelgesellschaft 1992

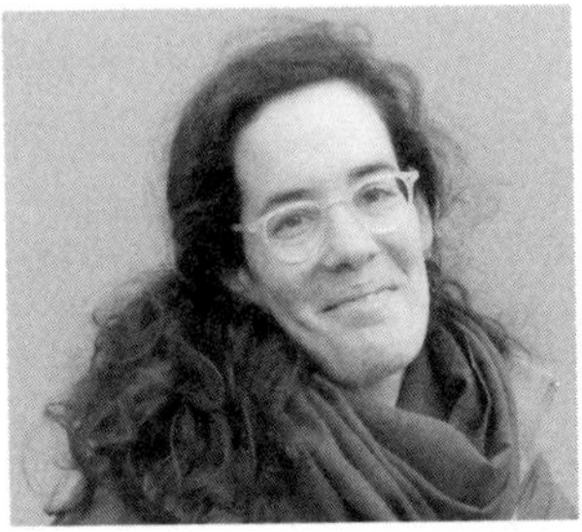

Sivan Karnieli, geboren 1977 in Zürich, studierte Philosophie und Psychologie, bevor sie eine Ausbildung zur Eurythmistin absolvierte. Danach vielfältige Tätigkeit mit der Eurythmie im Bereich Pädagogik, Erwachsenenbildung, Bühneneurythmie, als auch Betriebs- und Sozialeurythmie sowie als Dozentin der Eurythmieausbildung am Institut für Waldorfpädagogik in Witten-Annen. Sie gibt Kurse zur Eurythmie; ihr Schwerpunkt liegt im Bereich «Herzkräfte stärken» und der Schulung neuer Fähigkeiten an der Schwelle durch Eurythmie.
Sie hat bereits mehrere Bücher zum Thema Eurythmie veröffentlicht, im Futurum-Verlag erschienen «Wer sich bewegt, kommt zu sich selbst. Eurythmie für jeden Tag», sowie «Gemeinsam bewegen. Eurythmie für Arbeits- und Teamkultur».

www.sivankarnieli.de